Roberto De Jesús García López
ARMANDO PACHECO HERNANDEZ
ELIAZAR OCAÑA ZAVALETA

ESTRATEGIAS DE MANEJO Y ALIMENTACIÓN EN EL GANADO BOVINO

Roberto De Jesús García López
ARMANDO PACHECO HERNANDEZ
ELIAZAR OCAÑA ZAVALETA

ESTRATEGIAS DE MANEJO Y ALIMENTACIÓN EN EL GANADO BOVINO

DIFERENTES SISTEMAS DE PRODUCIÓN EN EL GANADO BOVINO Y SU COMPORTAMIENTO PRODUCTIVO DE ACUERDO AL MEDIO AMBIENTE

Editorial Académica Española

Imprint

Any brand names and product names mentioned in this book are subject to trademark, brand or patent protection and are trademarks or registered trademarks of their respective holders. The use of brand names, product names, common names, trade names, product descriptions etc. even without a particular marking in this work is in no way to be construed to mean that such names may be regarded as unrestricted in respect of trademark and brand protection legislation and could thus be used by anyone.

Cover image: www.ingimage.com

Publisher:
Editorial Académica Española
is a trademark of
Dodo Books Indian Ocean Ltd., member of the OmniScriptum S.R.L Publishing group
str. A.Russo 15, of. 61, Chisinau-2068, Republic of Moldova Europe
Printed at: see last page
ISBN: 978-620-3-87347-4

PROLOGO

Unos de los principales problemas en la producción de bovinos, lecheros estabulados, semi- estabulados y de doble propósito; son el manejo que se les proporciona, ya que en caso de los animales confinados se pueden presentar problemas de las funciones metabólicas, por efecto de un mal manejo en la alimentación, pero también por efecto del mal bienestar animal, esto incluye la disponibilidad de agua, alimentación insuficiente, o por funcionamiento erróneo de las instalaciones y también por las condiciones ambientales. Por otro lado también llevar a cabo la implementación de un buen programa de medicina preventiva y la inclusión de una buena complementación con minerales, proteína, vitaminas y desparasitantes. Para el caso del ganado de doble propósito; de primera instancia se debe llevar a cabo un buen manejo del pastoreo, es decir, hay que construir un buen diseño de distribución de potreros que permita que las pasturas tengan el tiempo correcto de uso y de descanso, ya que con esto, va permitir que las pasturas nos proporcionen una buena cantidad y calidad en el momento que el ganado vaya utilizar la pradera, pero también es importante contemplar la actividad de la conservación de los forrajes, que generalmente estos deben de ser de porte alto, tales como los King gras, Taiwan, Merqueron (*Pennisetum ssp*), sorgo forrajero (*Sorghum vulgare*), maíz forrajero, (*Zea mays*). Por otro lado es de mucha utilidad realizar la actividad de henificación de gramíneas, las cuales son de porte bajo; como el pasto Pangola (*Digitaria decumbens*) donde se pueden utilizar las mismas pasturas sobrantes; que generalmente están disponibles en la temporada de mayor producción pastos, en el cual todos estos recursos se pueden utilizar en la temporada de escasez (invierno-sequia). Por otra parte todos estos efectos se van a ver reflejados en el bienestar animal y la producción y calidad de leche producida. Con respecto a la reproducción del bovino, es importante tomar en cuenta los indicadores tales como: Intervalo de partos, días abiertos, Promedio de días de vacía al primer apareamiento, Apareamiento por concepción, Índice de concepción al primer apareamiento en vacas en lactancia.

Aspectos prácticos de interés de la nutrición bovina que influyen en su eficiencia productiva.

Capitulo I

Roberto de J. García López; Dr. Armando Pacheco Hernández y M.C. Eliazar Ocaña Zavaleta

Instituto de Ciencia Animal. Mayabeque .Cuba. Universidad Andina Simón Bolívar, Ecuador. CEIEGT, FMVZ, UNAM, México.

Introducción

La leche es uno de los alimentos más completos para el ser humano, dadas las características de sus nutrimentos, como las proteínas que contienen gran cantidad de aminoácidos esenciales para la alimentación, donde además es la fuente de más de 20 nutrientes esenciales.

Diciendo esto hablaremos de los sistemas de producción de leche que son muy diversos entre los países productores, en algunos de ellos como nueva Zelanda, Australia y Argentina es utilizado al máximo las praderas y como consecuencia tienen los costos más bajos del mundo en un aproximado de 0.12 dólares por litro, sin embargo otros países como los Estados unidos y Suiza se pueden elevar a 0.40 dólares el litro, virilizados por los elevados subsidios.

México es un país deficitario en Leche y para abastecer la creciente demanda de este producto básico, importa entre el 30 y 40% del consumo nacional. Del producto importado destina el 62% para los programas de abasto social y el 38% restante es consumido por la industria alimentaria.

En México el inventario de cabezas productoras de leche se ha mantenido casi constante a lo largo de los años. En 1996 había 6.44 millones de cabezas, dos años más tarde este número se incrementó a 6.6 millones de cabezas y para el año 2001 se contabilizaron 6.8 millones de cabezas y finalmente en el 2013 se incrementó en 7.9 millones de cabezas.

La producción de leche nacional, se dividen en tres regiones; 1) Árida y semiárida, cuya participación en la producción de lechera del país es del 37%;

2) Tropical que participa con el 16% de la producción nacional y finalmente 3) Templada, cuya participación es el 47% del total de la producción nacional.

En México están establecidos cuatro tipos de sistemas, donde el principal porcentaje de la producción proviene del especializado, en segundo lugar el semi-especializado con el 21%, en tercer lugar el de Doble Propósito con el 20% y finalmente el de tipo familiar cuya participación es del 9%.

Vera y Vega (1979). Define el sistema de producción como la forma equilibrada y armónica es que se combinan los factores de producción para lograr unos productos o servicios de forma eficiente pudiendo llamarse modelos a cada una de las principales formas de variación existente dentro de cada sistema. Sabiendo esto los sistemas de producción de leche pueden ser clasificados en función del esquema de alimentación. Es así que podemos encontrar en los extremos los "exclusivamente pastoriles" (tipo predominantemente neozelandés) y los "totalmente estabulados" (tipo predominantemente norteamericano). Entre esos extremos tenemos un gradiente de situaciones definido básicamente por la relación forraje: concentrado (calidad de la dieta) y el tiempo afectado bajo condiciones de pastoreo y/o confinamiento.

No queda duda de que la pradera es el más barato de todos los alimentos, requiere menos capital y tiene menor impacto negativo sobre el medio ambiente cuando es comparado con los sistemas en confinamiento o de estabulación.

1. Características principales de los actuales sistemas lecheros. Énfasis en México

1.1 Especializado

Se ubica en el altiplano y norte de México, donde los climas característicos son templados, áridos y semiáridos; sus sistemas de producción incluyen la mecanización tanto para producir forrajes como para el ordeño. El ganado se encuentra en estabulación total. Presentan alto grado de integración hacia la fuente de abastecimiento de alimento balanceado y hacia la comercialización, pues generalmente son accionistas de las grandes empresas lecheras de México. Disponen de crédito, ya sea a través de los bancos o de la unión de crédito; cuentan con cooperativas de consumo; incluyendo empresas como

Lala, Alpura y Santa Mónica. Es muy dependiente del exterior debido a la importación de vaquillas de reemplazo, equipos, semen, semillas, medicamentos, maquinas ordeñadoras, equipos de procesamiento y maquinaria agrícola.

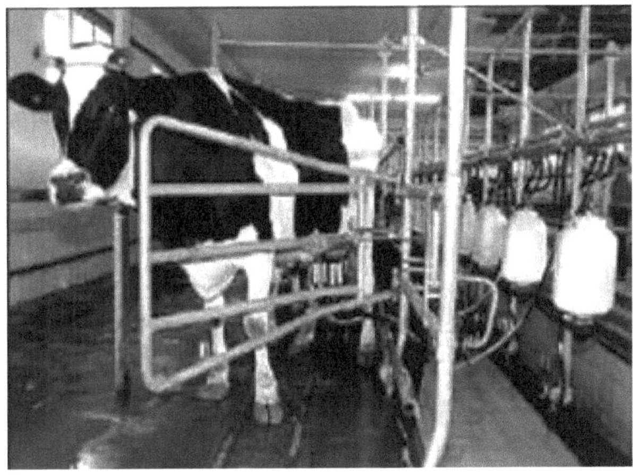

Fig. 1 Sistema especializado

1.2 Lechería familiar

Para Zorrilla *et al.* (1997), la lechería familiar es aquella actividad lechera que se caracteriza por utilizar preponderadamente mano de obra familiar no asalariada. En este sistema la vaca permanece algunas horas en el campo y el resto del día en el corral de tal manera que su dieta es complementaria; por un lado recolecta algunos forrajes, mientras que por otro lado el productor puede suministrar forrajes y alimentos balanceados en el corral (Sanchez,1992).
La ventaja de este sistema es su flexibilidad, pues depende poco de insumos externos y tiene bajos costos, lo que lo hace menos vulnerable a variaciones en los mercados. Además la industria tiene en este sistema las ventajas de su precio y la sostenibilidad en el abasto. Las desventajas son la dispersión de la oferta y la calidad sanitaria, principalmente.
La participación de la lechería familiar dentro de la producción nacional ha variado entre un 20 a un 33% en la última década, manteniéndose alrededor del 30% desde 1997. Una parte de la producción de este es vendida como

leche bronca en las pequeñas ciudades cercanas; sin embargo más de la mitad del porcentaje de la producción es vendida a la industria.

El precio de la leche proveniente de este sistema está basado en un precio base más pequeño, pagos adicionales por calidad sanitaria y rendimiento industrial.

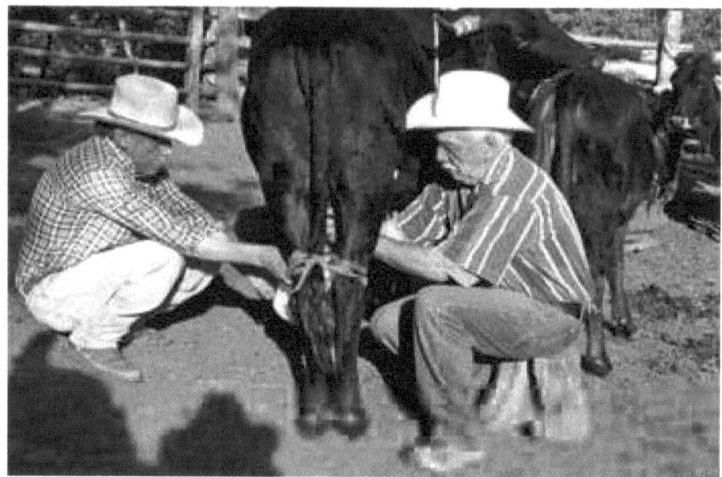

Fig. 2 Sistema Familiar

1.3 Doble propósito

Este tipo de producción ha venido perdiendo importancia relativa en la producción de leche ya que de representar más del 30% del total hace algunos años, actualmente ha disminuido en un 10% de la producción nacional. Este sistema se ubica en las regiones tropicales y subtropicales de México, está basado en la explotación de ganado bovino para carne y de leche, se caracteriza por el ordeño estacional de 10% de los vientres recién paridos que muestran un mayor temperamento lechero; este tipo de ganadería presenta alta estacionalidad, observando grandes picos de producción en la época de lluvias (Peralta y Lastra, 1999).

Las condiciones para la producción son de alta rusticidad: 19% de la producción de leche es captada por la Nestlé en las zonas más alejadas y aisladas de los estados de Chiapas, Tabasco y Veracruz; 51% se destina a la producción artesanal de queso y 20% se vende como leche bronca (Odermatt y Santiago, 1997). En 1998 su aporte a la producción nacional fue de 1622 millones de litros, lo que represento 19.5% del total (Peralta y Lastra, 1999). Según García (1996), la problemática de este sistema de producción se puede resumir en las siguientes:

a) Baja eficiencia en el aprovechamiento de los recursos.

b) Escaso uso de tecnología moderna.

c) Estacionalidad en la producción.

d) Insuficiente infraestructura para desplazar la leche del centro de producción al mercado.

e) Gran número de intermediarios en la comercialización.

f) El productor tiene mayor preferencia por inducir carne ya que este producto tiene precio relativamente mayor.

La única ventaja manifiesta que presenta es su bajo costo de producción, por la baja utilización de alimentos balanceado comercial (García, 1996).

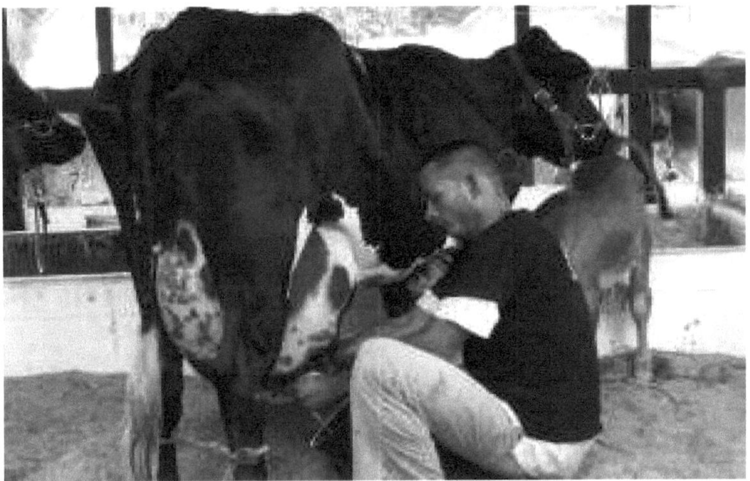

Fig. 3 Sistema de Doble Propósito

1.4 Sistema semi-especializado

Se localiza en el altiplano central y norte del país. En la base genética del ganado de este sistema predominan las razas Holsteins y Pardo Suizo, sin llegar a los niveles de producción y duración de la lactancia del sistema especializado. El ganado se mantiene en condiciones de semi-estabulación, en pequeñas extensiones de terreno; las instalaciones son acondicionadas o adaptadas para la explotación del ganado lechero.

El ordeño se realiza en forma manual o mecánica con ordeñadoras individuales o de pocas plazas, careciendo en la gran mayoría de equipo propio para enfriamiento y conservación de la leche, por lo que se considera un nivel medio de incorporación tecnológica en infraestructura y equipo.

La alimentación del ganado la constituye en buena parte el pastoreo, complementando con forrajes de corte y concentrado; existe cierto tipo de control productivo y programas en reproducción que incluyen inseminación artificial. Dentro de este sistema, en 1998, se alcanzó una producción de 1,717 millones de litros de leche, lo que significó un aporte a la producción nacional de 20.63 por ciento (Sagarpa, 2001).

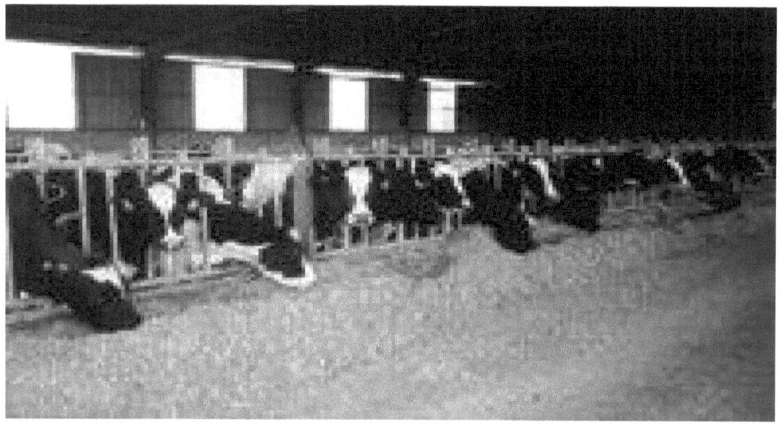

Fig. 4 Sistema Semi-Especializado

En el siguiente gráfico 1 se muestran, a modo de resumen, el porcentaje que ocupan los diferentes sistemas productores en México:

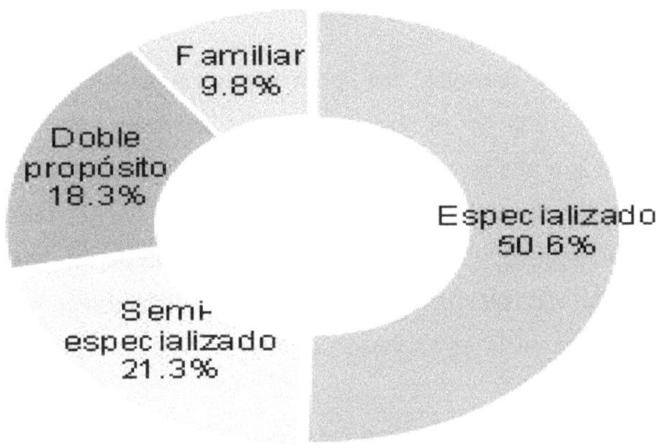

2. Sistemas generales

Los 4 tipos de lechería especializada, semi-especializada, familiar y de doble propósito se les puede dar una clasificación de sistemas generales como lo propuso Senra (1992). La cual consiste en estabulación, semiestabulacion y pastoreo libre todo el año, donde esta última se divide en intensiva y extensiva.

2.1 Estabulación

Consiste en mantener a los animales que se crían dentro de un establecimiento es decir un lugar donde estén estos animales durante gran parte de su vida, además es parte integral de los sistemas que tienden hacia la especialización y agrandamiento de las unidades ganaderas y puede considerarse como un fenómeno que acompaña la transición a la producción industrializada.

Hay dos tipos principales: la estabulación llamada tradicional y la estabulación libre.

2.1.1 Estabulación libre

En este sistema de cría, los animales tienen libre acceso a su puesto, pero siguen estando confinados dentro de un edificio o espacio limitado.

La reclusión de los animales fue probablemente el mejor método de domesticación   realizado por el hombre. Algunos animales como los bóvidos han sido sometidos a una intensa selección tanto por la producción de leche o de carne como por su carácter, los sistemas de cría en estabulación libre alcanzan todo su sentido, ya que dan una cierta libertad de movimiento a los animales. Entre las vacas lecheras, la estabulación libre ha ido en favor de una mayor mecanización de la alimentación de los animales, del ordeño y de la limpieza de los edificios.

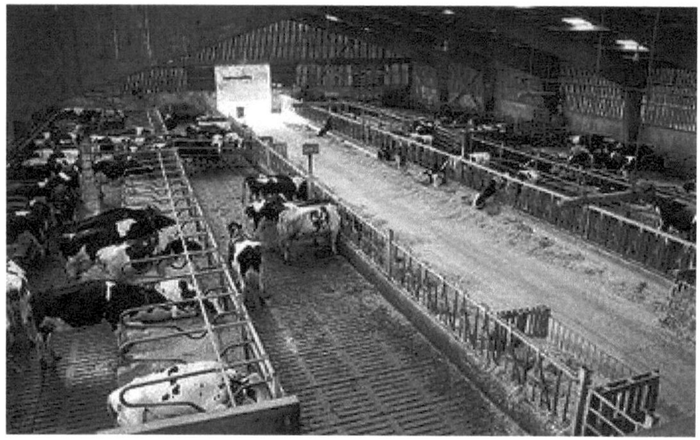

Fig. 5 Estabulación libre

2.1.2 Estabulación tradicional

Es una actividad ganadera que consiste en mantener a los animales dentro de un establecimiento para que pasen allí la mayor parte de su vida, buscando obtener de ellos un incremento en sus índices de producción y un mejoramiento en la carne y leche que producen, todo esto en el menor tiempo posible.

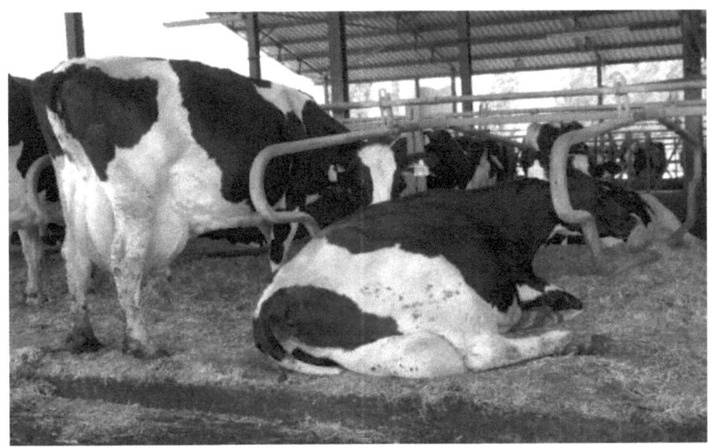

Fig. 6 Estabulación tradicional

2.2 Semi-estabulación

La práctica de la semi-estabulación o pastoreo restringido en la época de escasez de pastos está muy establecido en México y otros países de similares condiciones climáticas como Cuba, por la existencia de dos épocas climáticas bien definidas, la cual son la lluviosa y seca o poco lluviosa que mantienen una distribución desigual de las precipitaciones. El uso del riego en una parte del área, que generalmente es destinada al forraje, se aplica en menor escala dado los altos costos del riego y de los fertilizantes; sin embargo, constituye una variante más intensiva que permite un incremento en la producción animal.

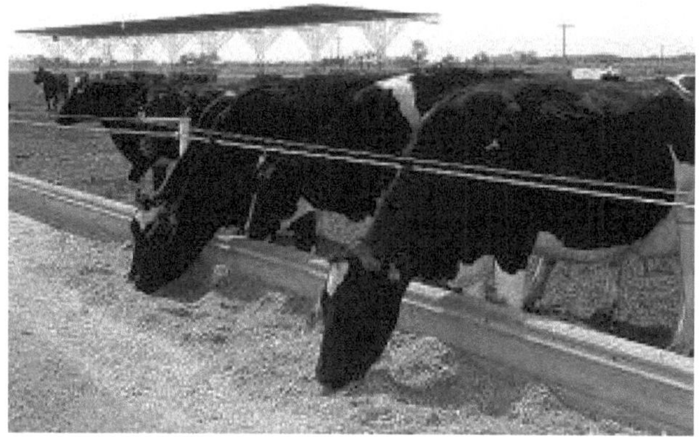

Fig. 7 Semi-estabulación

2.3 Pastoreo libre todo el año

Estos se basan en el consumo directo del pasto por las vacas, que generalmente abandonan el pastoreo por un tiempo mínimo para el ordeño y el consumo de agua en las naves en los horarios de máximas temperaturas. Este sistema se puede dividir en 2, siendo estos el sistema de pastoreo libre extensivo y el sistema de pastoreo libre intensivo.

2.3.1 Pastoreo extensivo

Es probablemente el sistema que más se utiliza en los países tropicales y subtropicales. Los animales que se utilizan son en gran medida de bajo potencial lechero. Las cargas son generalmente bajas con lo que se produce una subutilización de los pastos durante el período de mayor crecimiento. Con ello, las producciones individuales son bajas.

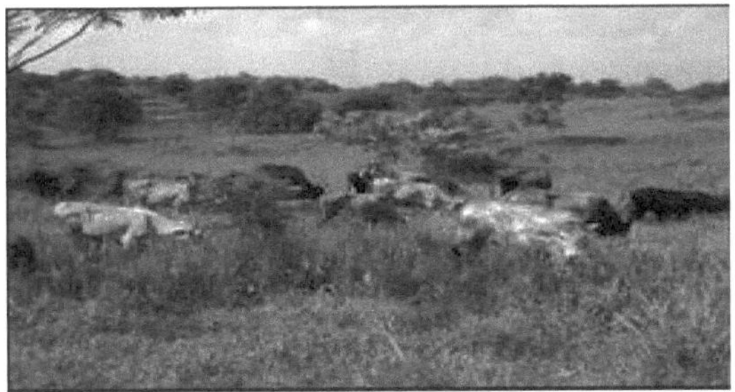

Fig.8 Pastoreo extensivo

2.3.2 Pastoreo intensivo

Es el que exige las técnicas más avanzadas de alimentación y manejo. Se aplica generalmente en los suelos de mejores condiciones para la los sistemas producción pecuaria y se realizan grandes esfuerzos por mejorar su productividad y eficiencia mediante el incremento de la producción animal, tanto individual como por unidad de área, con el menor costo posible.

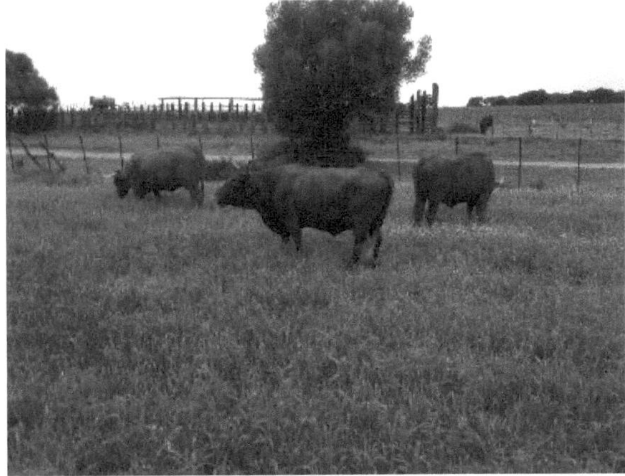

Fig. 9 Pastoreo intensivo

Senra, (1999). Menciono que el sistema de pastoreo intensivo depende de encontrar el balance correcto entre la necesidad de un alto rendimiento por unidad de superficie y la necesidad de hierbas de alta calidad; pero garantizando la sostenibilidad del sistema.

3. Presentación de la leche en el mercado

La presentación de la leche en el mercado es variable, ya que se acepta por regla general la alteración de sus propiedades para satisfacer las preferencias de los consumidores. Una alteración muy frecuente es deshidratarla (Liofilización) como leche en polvo para facilitar su transporte y almacenaje tras su ordeño. También es usual reducir el contenido de grasa, aumentar el de calcio y agregar sabores.

- ✓ Entera: tiene un contenido en grasa entre 3.1% (p.ej. en Chile) y 3.8% (p.ej. en Suiza)
- ✓ Leche Deslactosada: Se somete a un proceso en el cual se transforma la lactosa en glucosa y galactosa para hacerla de mayor digestibilidad (muy popular en América Latina).
- ✓ Leche descremada o desnatada: contenido graso inferior al 0.3%
- ✓ Semi descremada o Semi desnatada: con un contenido graso entre 1.5 y 1.8%
- ✓ Saborizada: es la leche azucarada o edulcorada a la que se la añaden sabores tales como fresa, cacao en polvo, canela, vainilla, etc.
- ✓ Galatita: plástico duro obtenido del cuajo de la leche o más específicamente a partir de la caseína y el formol.
- ✓ En polvo o Liofilizada: a esta leche se le ha extraído el 95% del agua mediante procesos de atomización y evaporación. Se presenta en un polvo color crema. Para su consumo sólo hay que rehidratarla con agua o con leche.
- ✓ Condensada, concentrada o evaporada: a esta leche se le ha extraído parcialmente el agua y se presenta mucho más espesa que la leche fluida normal. Puede que contenga azúcar añadida.
- ✓ Enriquecidas: son preparados lácteos a los que se le añade algún producto de valor nutritivo como vitaminas, calcio, fósforo, omega-3, etc.

3.0. Presentación de la leche en el mercado

3.1 Clasificación de la leche.

A la leche se le puede clasificar en 4 grupos dependiendo si esta ha sido modificada

*Modificada:

Se ha cambiado el contenido de grasas o proteínas o azúcares donde además se le ha adicionado vitaminas y minerales.

*No Modificada:

Leche entera de vaca pasteurizada.

*Con Saborizante:

Se ha adicionado saborizantes y azúcar.

Fórmulas Lácteas:

Se prepara a partir de leche en polvo que se le extrajo la grasa y se le adiciona grasa vegetal y agua.

**Por su contenido de grasa a la leche la podemos clasificar así

LECHE Líquida:

LECHE entera	30 a 35 g. de grasa por litro.
LECHE parcialmente descremada	28 a 29 g. de grasa por litro.
LECHE semidescremada	16 a 18 g. de grasa por litro.
LECHE descremada	- de 16 g. de grasa por litro.

LECHE en Polvo:

LECHE entera	+ de 24% de grasa por kg
LECHE parcialmente descremada	8 a 24 % de grasa por kg
LECHE descremada	- de 8 % de grasa por kg

4. Países líderes en la producción lechera por zona geográfica

La FAO registró en los últimos años, un aumento constante en la producción
mundial de leche. En 2009, la producción de leche fluida reportó 580.48
millones de toneladas, lo que representa un incremento apenas 0.35% mayor
respecto a la producción del año anterior. Sin embargo, datos del
Departamento de Agricultura de los EE.UU. (USDA, por sus siglas en inglés),
señalan una caída drástica en la producción mundial durante el período 2007-
2008, cercana a 22%, al caer de 641.104 millones de toneladas a 502.296
millones de toneladas. También estimó, que el aumento de la producción de
leche iría en incremento año tras año.

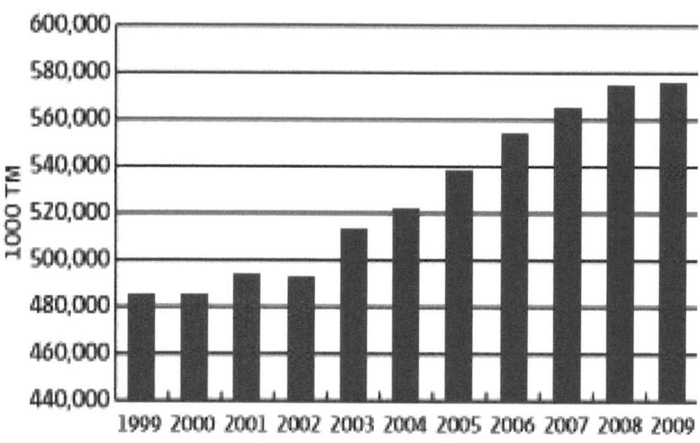

Fuente: CGG/SAGARPA, con Información de FAO.

La producción mundial de leche de bovino se concentra en pocas naciones,
como son: EE.UU., el que aportó 14.9 por ciento durante 2008; la Unión
Europea (con países como Alemania, Francia, Reino Unido y Polonia) con el
13.7 por ciento; países en vías de desarrollo, como India con 7.6 por ciento,
China con una aportación del 6.2 por ciento, Rusia con 5.5 por ciento y Brasil
con 4.8 por ciento; en tanto que los países tradicionales en la producción de
leche como Nueva Zelanda, participó con 2.6 por ciento de la aportación
mundial. En el caso de México su aportación a la producción mundial en 2008
fue de 1.86 por ciento colocándolo en el lugar número 16.

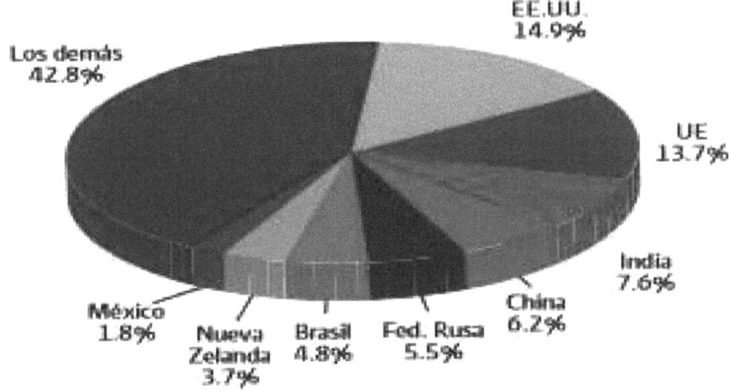

Fuente: CGG/SAGARPA, con información de FAO

Independientemente de los niveles de producción, entre los primeros lugares a escala mundial se encuentran países, que aumentaron su producción pero aun así mantienen un déficit para cubrir su demanda interna, como en el caso de China y México. El abasto del mercado mundial se encuentra fuertemente concentrado en pocos países de países, como es el caso de las exportaciones de la Unión Europea, Nueva Zelanda y Australia que representan casi el 80 por ciento del total mundial.

Producción mundial por especies (FAO 2008)

Especie	Producción (Tn X 10^6	% sobre leche total
Vaca	578,6	83,4
Búfala	89,6	12,9
Cabra	15,2	2,2
Oveja	9,1	1,3
Camella	1,6	0,2
Total	694,2	100

Producción de leche de vaca en algunos países (FAOSTAT, 2008)

País	Producción (millones TN)
EEUU	86,2
India*	44,1
China	35,9 (6,6 en 1996)
Brasil	27,6
Nueva Zelanda	15,2
Australia	9,2
Canadá	8,1

* Las estimaciones de India sitúan la producción de leche por encima de los 100 millones de Tn (la mitad de leche de búfala, situando por tanto a este país como el mayor productor lácteo mundial, que tiene una política clara de fomento del consumo de leche como principal fuente de proteína animal, y ha establecido un sistema de restricción de exportaciones.

Los principales 10 países productores de lácteos según datos recolectados por la FAO en el año 2000 indica que en primer lugar se encontraba USA con 76.294 miles de tonelada seguido por la India con 73.100 miles de tonelada mientras el tercer lugar la Fed. Rusa los sigue con un 50% menos ya que se estima tuvo 31.560 miles de tonelada.

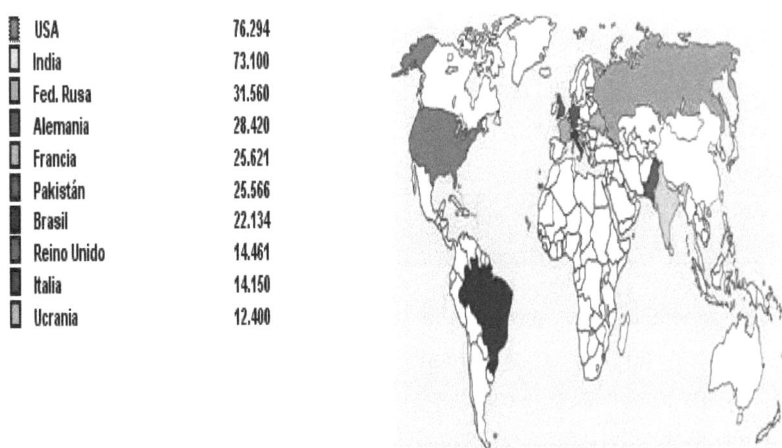

Fig. 10 Principales países productores de leche (FAO, 2000)

En el año 2010 la producción mundial de leche fue de aproximadamente 440 millones de toneladas, mientras los principales exportadores fueron; Nueva Zelanda, Unión Europea y Australia.

En el siguiente cuadro se resume la participación de los principales países productores y exportadores de leche:

Produccion		Exportacion	
Unión Europea	30.90%	**Descremada**	
Estados Unidos	19.80%	Nueva Zelanda	28,00%
India	10.60%	Estados Unidos	26,00%
Rusia	7.50%	EU-27	19,00%
Brasil	6.70%	Australia	15,00%

China	6.60%	**Entera**	
Nueva Zelanda	3.80%	Nueva Zelanda	48.50%
Ucrania	2.60%	EU	27.80%
México	2.60%	Argentina	9.90%
Argentina	2.30%	Australia	7.80%

A consideración del año 2004 al año 2014 se incrementó el 1.9 % la producción de lácteos alcanzando una producción de 747 millones de toneladas y se espera que en los próximos años los países Nueva Zelanda, China, India entre otros aumenten en un 30 y 40 % su producción.

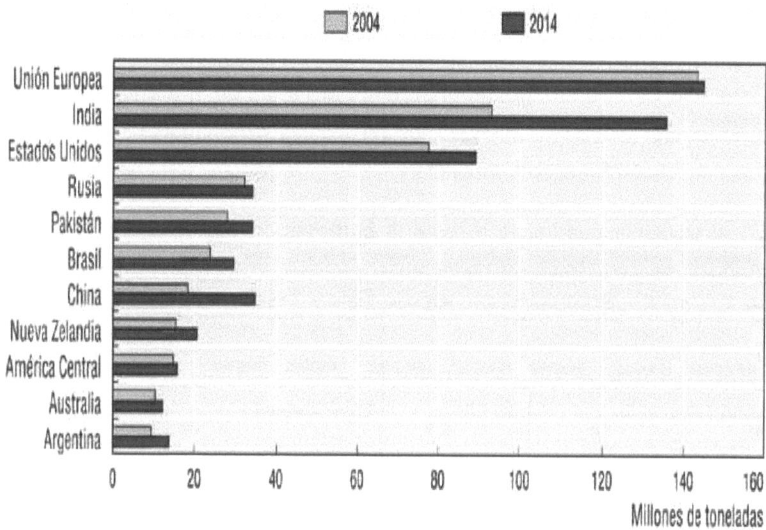

4.1 Principales países europeos productores de leche

Entre los países europeos con mayor producción se encuentran Rusia, Alemania, Francia, Reino Unido, Italia, Ucrania y Holanda. Estos países por si solo tienen una producción de 140.08 miles de toneladas.
Los 5 países mayores productores de leche en Europa (FAO, 2000). En miles de T

Fed. Rusa	31.855
Alemania	28.442
Francia	25.620
Reino Unido	14.461
Italia	12.889

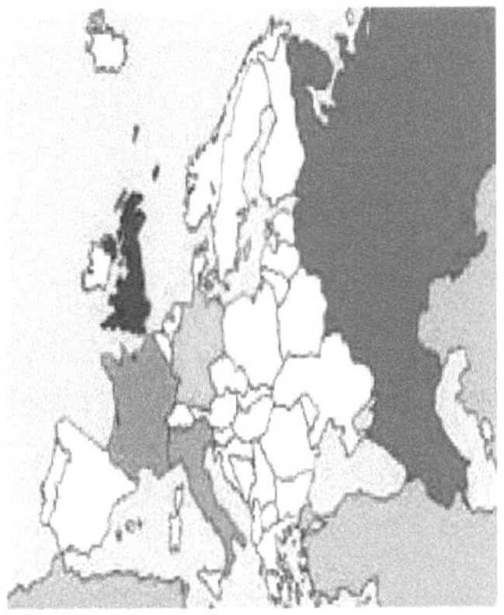

Fig. 11 Principales países europeos productores de leche (FAO, 2000)

4.2 Principales países africanos productores de leche

África representa menos del 5 por ciento de la producción mundial de leche, y en la mayoría de los países el crecimiento de la producción sigue siendo lento. Los principales países productores son Egipto, Kenya, Sudáfrica, y el Sudán. Egipto está haciendo frente a limitaciones a la producción debidas a las restricciones impuestas a las importaciones de ganado lechero procedente de países afectados por la EEB y la LBE (leucosis bovina enzoótica). La sequía de finales de 2005 y principios de 2006 afectó a la producción lechera kenyana. Es probable que en Argelia, uno de los principales importadores de leches en polvo, las importaciones se mantengan constantes pese a los programas destinados a estimular la producción interna y a los precios altos de importación, ya que los ingresos provenientes de la exportación de petróleo son altos y mantienen activa la demanda.

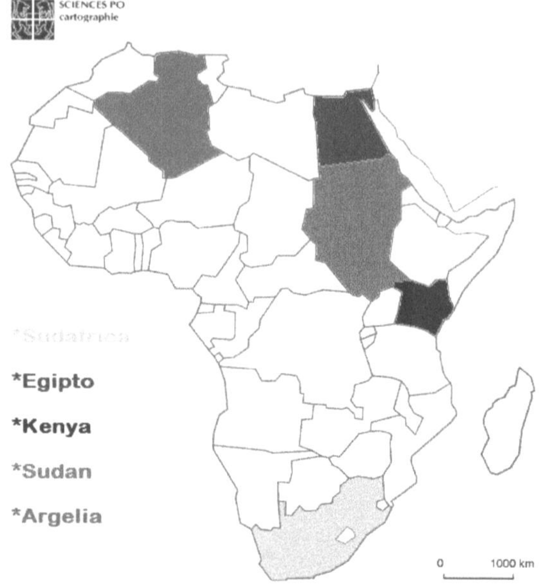

Fig. 12 Principales países africanos productores de leche

4.4 Principales países asiáticos productores de leche

El continente Asiático fue el que en el año 2012 presento mayor crecimiento en producción de leche a nivel mundial, donde los países de este continente que se mantienen la cabeza son China, India y Pakistán.

REGION	PRODUCCION	IMPORTACIONES	EXPORTACIONES	CONSUMO
ASIA	265.4	27.3	4.7	288.0
CHINA	45.6	5.4	0.1	50.9

| INDIA | 1119.4 | 0.3 | 0.3 | 119.4 |
| PAKISTAN | 32.0 | 0.3 | 0.0 | 32.3 |

India, principal país productor de productos lácteos, la producción continúa creciendo sólidamente en el orden del 3 a 4 por ciento, sostenida por una productividad cada vez mayor, y atendiendo principalmente al crecimiento de la demanda interna. La India representa más de la mitad de la producción total de leche de Asia. Dados los altos precios internacionales vigentes, ha comenzado a entrar en algunos mercados, sobre todo para la exportación de leche desnatada en polvo.

China, que desde 2001 casi ha duplicado su producción lechera y sigue siendo el país con el crecimiento más rápido de la producción por lo que se espera que en unos años llegue a ser uno de los principales países productores.

Pakistán, que ocupa el quinto lugar en la producción mundial de leche, el Gobierno está acometiendo iniciativas destinadas a modernizar la recogida de la leche y a mejorar la capacidad para el almacenamiento de leche y productos lácteos. El sector lechero es fundamental tanto para las economías rurales como para la seguridad alimentaria. La producción continúa aumentando cada año en alrededor de un 3%, en consonancia con los aumentos de la demanda, pero sin un desarrollo apreciable en los intercambios comerciales.

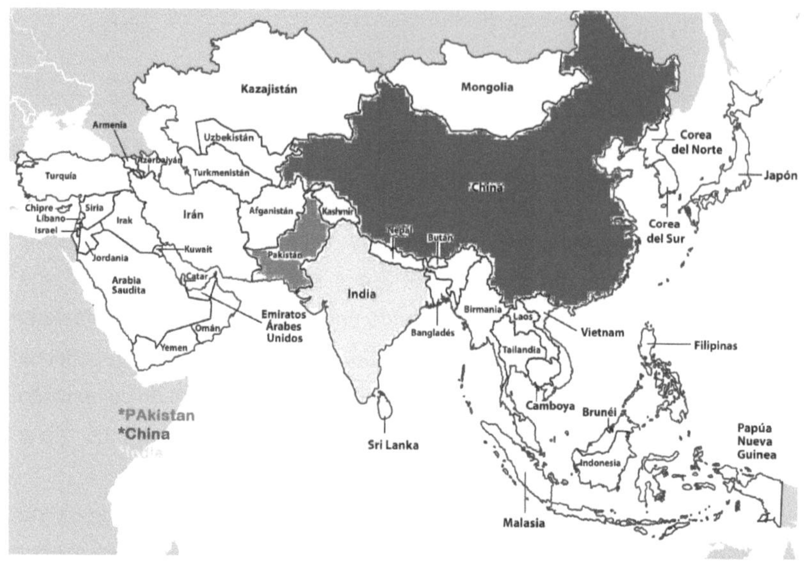

Fig. 13 Principales países asiáticos productores de leche

4.5 Principales países del continente Oceánico productores de leche

En el continente Oceánico, Australia y Nueva Zelanda constituyen la región más exportadora de productos lácteos del mundo, con exportaciones netas de alrededor de una tercera parte de las exportaciones mundiales (en equivalente de leche). Las variaciones de la oferta en estos dos países tienen considerables repercusiones en los precios mundiales de los productos. Por ejemplo, una conmoción que en un año reduzca los rendimientos de leche en un 5% en esos países genera un alza de 5% en los precios mundiales para los productos lácteos esto dicho por la FAO. Éste es un efecto importante dado que estos dos países no representan más que el 4 por ciento de la producción mundial de leche.

REGION	PRODUCCION	IMPORTACIONES	EXPORTACIONES	CONSUMO
OCEANIA	26.4	0.9	17.5	9.8
AUSTRAL IA	9.1	0.6	3.2	6.5
NUEVA ZELANDA	17.2	0.1	14.4	2.9

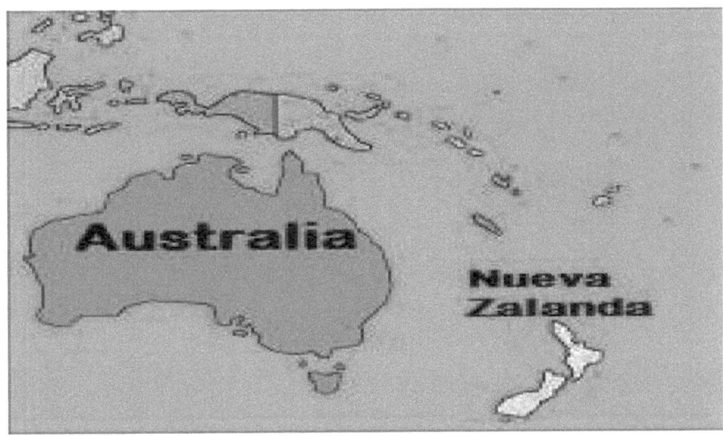

Fig. 14 Principales países del continente Oceánico productores de leche

4.6 Principales países americanos productores de leche

Según datos de FAO (2012) la producción total de leche a nivel mundial correspondiente al año
2011 fue de 730.1 millones de toneladas métricas, lo que representó un crecimiento del 2.31 % con respecto al año precedente. La misma fuente estima para el año 2012 un crecimiento del 2.7 %, por lo que la producción mundial llegaría a los 750.1 millones de toneladas. Estos valores se refieren a

la producción de leche de las diferentes especies, de las cuáles la de búfalo es la más importante.

Si se considera solamente la leche de vaca, se ha realizado una estimación a partir de información del Departamento de Agricultura de Estados Unidos y de otras referencias nacionales, las que indican que la producción mundial habría alcanzado los 614.4 millones de toneladas, lo que representa un aumento del 2.5 % con respecto a la producción del año precedente.

En el caso de las grandes regiones que componen América Latina y el Caribe, en el año 2011 la producción fue de 68.0 millones de toneladas para Sudamérica, 14.4 millones para América Central (incluyendo México) y 1.9 millones para la región del Caribe, lo que representa aumentos del 5.5 %, 1.25% y 1 % para cada una de las tres regiones, respectivamente.

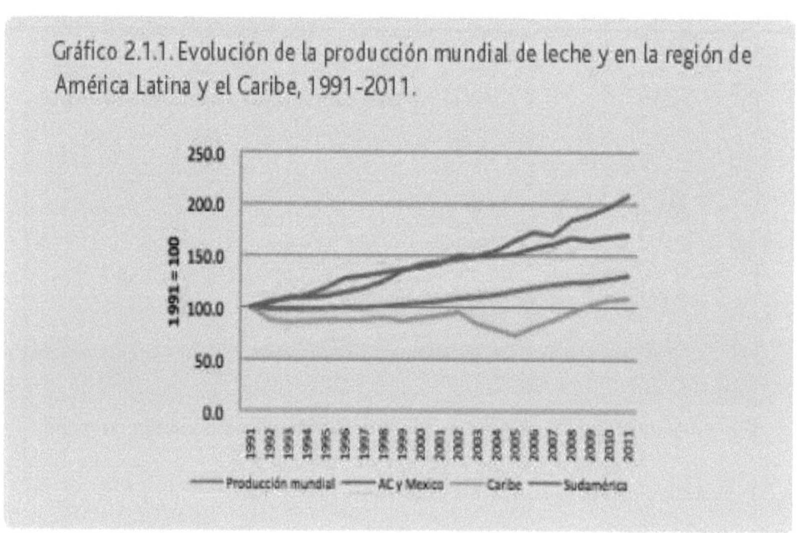

Fuente: elaboración propia con datos de FAO.

El día 3 de septiembre del 2013, se alcanzó las 614 millones de toneladas, de las cuales 68 millones se produjeron en Sudamérica. Brasil y Argentina lideran la lista seguidos por Uruguay.

Durante los últimos 20 años, la producción de leche cruda bovina de América Latina creció más que el mundo en términos porcentuales: mientras que la primera incrementó su producción en un 108%, la segunda lo hizo sólo en un 31%.

Algunas estimaciones de la OECD-FAO muestran que la producción mundial de leche cruda podría incrementarse en 153 millones de toneladas anuales

La producción de la región del Caribe ha sido menos dinámica que la del resto del mundo, ya que sólo aumentó un 8 % en los últimos 20 años, aunque esto se debe principalmente al efecto de la reducción en la producción de Cuba, que representa una proporción muy significativa de la leche del Caribe (31 %) y que en los últimos 20 años redujo su producción en unos 180 millones de litros (830 millones en 1991 y 650 millones en 2011).

5. Identidad y descripción de los sistemas lecheros utilizados (Alimentación, Manejo y control reproductivo).

Como mencionamos con anterioridad existen 4 tipos de sistemas de producción lechera los cuales son el sistema especializado, semi-especializado, doble propósito y por último el familiar.

Sistemas de producción lechera	
Especializado	Ganado especializado en producción de leche raza Holstein, Pardo Suizo Americano y Jersey. Tecnología altamente especializada. Se desarrollan en Durango, Coahuila, Guanajuato, Jalisco, Aguascalientes, Chihuahua, Querétaro, Baja california, México y San Luis Potosí.
Semi-especializado	Ganado raza Holstein, y Pardo Suizo, sin llegar a niveles de producción del sistema especializado. El ganado se mantiene en pequeñas extensiones de terrenos. El ordeño se hace manualmente. La mayoría carece de equipos propios para enfriamiento y conservación del producto. La alimentación del ganado es de pastoreo y forrajes. Se desarrolla en Baja california, Baja california sur, Colima, Chihuahua, DF, Hidalgo, Jalisco, México, Michoacán, Morelos, Puebla, Sinaloa, Sonora, Tlaxcala y Zacatecas.
Familiar	Explotación de ganados en pequeñas superficies de terrenos. Animales de raza Holstein, Suizo Americano y cruzas de buenas calidad. Nivel tecnológico bajo, instalaciones rusticas, produciendo con ordeña manual. Alimentación basada en pastoreo. La producción es para autoconsumo y en ocasiones para venta directa al público. Predomina en Jalisco, Estado de México, Michoacán, Hidalgo, Sonora.
Doble propósito	Desarrollada en regiones tropicales del país utilizando razas cebuinas y cruzas con Suizo, Holstein, Simmental. El ganado produce carne o leche dependiendo de la demanda del mercado, su alimentación se basa en el pastoreo. Cuenta con instalaciones adaptadas, empleando materiales de construcción de la región. Ordeña manual. Se ubica principalmente en Chiapas, Veracruz, Jalisco, Guerrero, Guanajuato, Tabasco, Zacatecas, Nayarit, San Luis Potosí y Tamaulipas y en menor cantidad en Sinaloa.

5.1 Alimentación.

El manejo alimenticio de las vacas lecheras es uno de los factores que tienen mayor incidencia en la producción de leche, ya que estas son capaces de transformar el forraje ingerido a la leche que puede ser consumida directamente.

El ganado vacuno para producción de leche y cubrir sus requerimientos nutricionales tiene como primera prioridad el consumo de forrajes de calidad, los cuales proveen de nutrientes a menor costo que los alimentos concentrados. Sin embargo, uno de los problemas del forraje radica en que su valor nutritivo es muy variable y depende de la especie forrajera, clima y el estado de madurez durante la cosecha.

En este sentido, la alimentación debe considerar como base el uso de forraje de calidad, complementado con alimento concentrado.

La complementación es entendida como una adición de insumos (concentrado) a la dieta base (forraje), con la finalidad de cubrir una deficiencia de nutrientes ocasionada por problemas de cantidad y/o calidad del forraje.

Las formas de complementación pueden realizarse mediante el suministro de concentrado que viene a ser una mezcla de insumos alimenticios, minerales y vitaminas, así como de aditivos. Para optimizar el uso y consumo de una ración alimenticia, se recomienda elaborarla como una ración única o totalmente mezclada.

La concentración nutricional de una ración alimenticia varía para cada clase o grupo de vacas. Esta variación dependerá fundamentalmente de los siguientes factores: peso de la vaca, rendimiento y composición de la leche, condición corporal, período de lactancia, como los más importantes. En este sentido, el National Research Council (NRC, 2001) recomienda la concentración de cada nutriente que debe llevar la ración para vacas lecheras.

5.1.1 Necesidades nutricionales

Las relaciones para los bovinos deben incluir agua, materia seca, proteínas, minerales, vitaminas y carbohidratos (energía).

Para la producción de un litro de leche, la vaca necesita en promedio 4 litro de agua, al igual consume 4 litros de agua por cada kilogramo de materia seca consumida

Necesidad de agua:

Animal	Litros agua por día
Becerros	5 a 15 litros por día
Bovinos de 1 a 2 años	15 a 35 litros por día
Vacas secas	30 a 60 litros por día
Vacas productoras de 10 kg de leche	50 a 80 litros por día
Vacas productoras de 20 kg de leche	70 a 100 litros de leche por día
Vacas productoras de 30 kg de leche	90 a 150 litros por día

PROTEINAS

Las proteínas son imprescindibles para los animales que se encuentran en crecimiento y producción.

En el caso de los bovinos, las necesidades de proteínas se expresan en proteína digestible y para el caso de vacas lecheras, estas necesidades rondan los 70-100 gramos de proteínas digestibles por cada kilogramo de materia seca consumida.

FIBRAS

Para estimular la función del rumen, en el caso de los rumiantes se necesita una cierta cantidad de fibra. Esta fibra también es necesaria para mantener el nivel de grasa de la leche producida por los animales.

Los niveles óptimos de fibra en el caso de las vacas lecheras rondan entre el 17-22% de materia seca. Si los valores de fibra en la ración son superiores al 22% la capacidad de consumo de alimento de estos animales se ve seriamente perjudicada. Sin embargo, valores inferiores al 17% perjudican el nivel de grasa de la leche, reduciéndola de forma considerable.

ENERGÍA

Las fuentes de energía más importantes en la nutrición del ganado son los carbohidratos y en cierto modo las grasas para algunos casos. Las unidades de la energía digestible necesaria en la ración se expresan en kcal/kg.

Hay que tener cierto cuidado en aportar la cantidad de energía adecuada en la ración, ya que si ésta es insuficiente, las bacterias presentes en el rumen de los animales no pueden llegar a convertir las proteínas requeridas en su alimentación, y por lo tanto, se puede producir una disminución en la producción de la leche. Por ejemplo, una vaca con una producción de leche de 30 kg al día requiere 3600 kcal de forma aproximada.

VITAMINAS Y MINERALES

Vitaminas

En cuanto a los requerimientos de vitaminas para los bovinos, las vitaminas A, D y E son las más importantes. Otras vitaminas como la B y la K suelen ser sintetizadas por las bacterias del rumen durante la digestión.

Las vacas durante los últimos días de gestación, necesitan incrementar los niveles de vitamina A en las raciones para que se obtengan terneros en buen estado. Una deficiencia en esta vitamina puede reducir el apetito del animal, disminuyendo su peso o provocar diarrea, ceguera y la producción de crías débiles.

En el caso de la vitamina D, una deficiencia de esta vitamina en las raciones, puede provocar raquitismo en los animales en crecimiento y trastornos como la fiebre de la leche en animales después del parto. En conveniente saber que aquellos bovinos que son criados en condiciones de una alta exposición solar o que se alimentan de forrajes expuestos al sol no necesitan una aportación suplementaria de esta vitamina. Sin embargo, las vacas lecheras criadas bajo otras condiciones si llegan a necesitar 5000-6000 U.I (unidades internacionales) de vitamina D al día.

Minerales

En cuanto a los minerales más importantes para los bovinos son el calcio, fósforo, magnesio, sodio, cobre, cobalto, yodo y selenio. También necesitan otros minerales igual de importantes, dependiendo de la zona geográfica y tipo de alimentación a la que esté sometido el animal.

El calcio y el fósforo junto con la vitamina D son necesarios para la formación de los huesos. Los requerimientos de estos minerales son aproximadamente de tres partes de calcio por una de fósforo.

Un trastorno que puede provocar la deficiencia de magnesio es la hipomagnesemia o también denominada como la tetania de los pastos, sobre todo, en vacas destinadas a una alta producción.

Se conoce que las vacas lecheras necesitan consumir al menos 30 gramos de sal común al día. Una deficiencia de sodio, puede provocar en las vacas una reducción del apetito, pérdidas de peso por deshidratación y disminución de la producción.

El cobre es un mineral indispensable ya que actúa en varios procesos metabólicos. Los animales deficientes en este elemento suelen presentar pelo áspero, una mala condición corporal y suelen presentar diarrea. Las deficiencias se suelen corregir con la aportación de 500 mg de sulfato de cobre diarios en animales de más de un año y en el caso de terneros, la aportación será de hasta 250 mg diarios.

El cobalto forma parte de la vitamina B12. Las deficiencias en este elemento hacen que los animales se encuentren en malas condiciones, disminuyendo el crecimiento y la producción. Se pueden corregir con aportaciones de 50 mg de sulfato de cobalto al día en los becerros y 100 mg en el caso de animales adultos.

El yodo, al formar parte de la hormona tiroidea interviene en el crecimiento de los animales y en la producción de leche. Los síntomas característicos de una deficiencia en este elemento pueden causar bocio, abortos o crías débiles. En el caso de animales jóvenes, sus necesidades son de 2 mg de yodo al día, las vacas en gestación necesitan 2 mg y 3 mg por cada 10 kg de leche producida.

El selenio suele intervenir en los procesos de reproducción. Su deficiencia suele provocar bajas tasas de fertilidad, aunque no se suelen conocer los requerimientos verdaderos en vacas productoras.

5.2 Manejo

El manejo del componente animal en un sistema de producción exige la ubicación secuencial y dinámica de las etapas del ciclo de vida natural de los animales dentro de un ciclo de vida productivo. Estas etapas son: edad del primer aparcamiento, periodo de gestación, parto y periodo de producción y dentro de esta ultima la continuidad del ciclo. Sobre estas etapas influye l alimentación, la capacidad energética y la sanidad animal, conocimientos que se deben integrar para manejar eficientemente el componente animal.

El ciclo productivo del ganado lechero.

Toda vaca próxima al parto se debe encontrar en buenas condiciones, sin que esté excesivamente gorda. Una alimentación equilibrada durante el periodo de lactancia y un periodo de descanso antes del parto contribuyen a obtener una buena condición durante la vida productiva de la vaca.

Después del parto, la vaca tiende perder peso durante los dos o tres meses iniciales del periodo de lactancia. Posteriormente aumenta cuando se mantiene en buenas condiciones de alimentación y cuidados. Generalmente la pérdida de peso al comienzo de la lactancia se debe a la utilización de grasas acumuladas en el periodo de gestación, para compensar los requerimientos que exige la producción de leche.

El efecto de alimentar y preparar adecuadamente a la vaca para el parto durante el periodo de seca, que corresponde a las 6 a 8 semanas anteriores al parto y que continua después del parto hasta que llegan al punto máximo de producción, redunda en la producción total de la lactancia ya que se eleva la producción a su máximo y se tiende a mejorar la persistencia.

Requerimientos y cuidados nutricionales

Un forraje adecuado a una zona en particular, en buenas condiciones, cubre bien los requerimientos de mantenimiento y parte de los de producción de las vacas lecheras. El ajuste de los requerimientos nutricionales en relación con el aporte de nutrientes en el pasto consumido se puede realizar con base en el promedio del nivel productivo del hato. Sin embargo, se deben considerar los casos individuales, especialmente con vacas de alta producción y fuera del rango normal del promedio del hato.

En el trópico la producción de leche diaria entre vacas es de gran variabilidad, debido al potencial genético existente, a las condiciones de alimentación y de sanidad y a la interacción entre ellas. Sin embargo en términos promedios el nivel de producción fluctúa entre cuatro y seis litros por vaca al día, dependiendo de su estado de lactancia. Es posible suplir estos niveles con base en el paso disponible, siempre y cuando tengan un adecuado valor nutricional y un manejo especifico de superficie que se cultiva.

5.3 Control reproductivo

En el ganado lechero, la reproducción es una de las funciones más importantes en la producción de leche, ya que asegura la continuidad y periodicidad del producto en relación con los gastos que demanda una explotación de este tipo.

Las novillas, que entren a servicio por primera vez deben de tener el peso y edad necesaria para llevar a cabo un buen desarrollo de feto sin que se comprometa su propio crecimiento. Generalmente se inicia el servicio entre los 18 y 20 meses de edad sin embargo, es preferente que se determine la época del servicio con base en el peso corporal, calculando el momento en que se alcance el 75% del peso adulto. Con buena alimentación este peso se puede alcanzar entre los 15 y 20 meses.

Los planes de apareamiento se deben de estructural para obtener una mayor producción de leche y no se debe dejar que motivos de orden sanitario u otras causas interfieran en los planes de reproducción.

Para obtener una mejor eficiencia en los servicios se recomienda:

1. Asegurarte de la presentación de celos en la vaca
2. Asegurarte de que el celo es normal
3. Obtener un servicio oportuno en relación con el celo
4. No servir las vacas paridas antes de 40 días después de un parto natural
5. De ser posible utilizar inseminación artificial, con semen de toros probados, como un método de mejoramiento genético

El control del comportamiento reproductivo de las vacas en producción determina la continuidad y eficiencia de la explotación lechera. Existen diferentes formas de llevar un control de la reproducción; sin embargo, hay que tener presente que el método que se utilice proporcione tanto información del hato como de cada vaca.

El control global debe ser diario y en este se debe incluir el número de vacas vacías, vacas en producción, vacas paridas, vacas en celo, terneras, vaquillas y vacas servidas.

5.3.1 Registros de comportamiento reproductivo.

Como ayuda para hacer estos registros se pueden elaborar un cuadro de control, utilizando una cartulina pegada a una lámina de corcho. Para esto se hace una división por meses y dentro de estos por semanas. Utilizando alfileres de colores se señalan los abortos, partos, servicios con el toro o semen utilizad, vacas en producción y fechas probables del parto. El cuadro se puede complementar día a día o en forma semanal, según los eventos que ocurran en el hato.

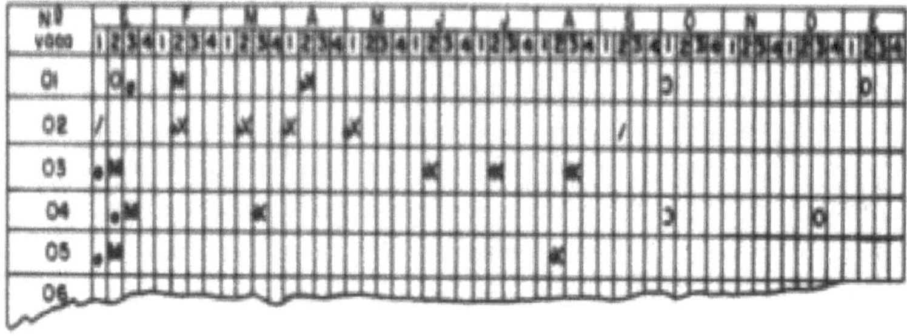

Fig. 15 Cuadro para el control de la reproducción

Este cuadro debe de abarcar por lo menos un año y cada división debe ser de una semana, con un análisis global por lo menos cada mes.

Nacimiento y cría de los terneros.

La cría de los terneros representa una actividad de gran importancia en el sistema de producción de leche. Su objetivo principal es aumentar el hato y reemplazar a los animales adultos que se eliminen por baja producción. El nacimiento de hembras es lo más deseable en una explotación lechera, sin embargo, la proporción de nacimiento es similar en machos y hembras.

Generalmente a la hora de nacido, el ternero puede sostenerse en pie y mamar, en este momento existen 3 alternativas:

1. Separar el ternero de la madre y alimentarlo sin ella.
2. Dejar el ternero por 2 o 3 días con la madre y alimentarlo sin ella.
3. Dejar el ternero con la madre durante parte del ordeño y 3 o 4 horas después. Esta alternativa se utiliza para apoyar a generar el estímulo para la bajada de leche y para alimentar directamente al ternero. Esta alternativa es propia de explotaciones lecheras que practican un solo ordeño y además crían los terneros. Existen evidencias que esta práctica reduce el problema de mastitis.

6. Condiciones climáticas que pueden ser adversas para establecer un sistema productivo.

Para comprender el efecto de las condiciones ambiéntales sobre el animal, primero se debe tener en cuenta que los animales se comportan siguiendo patrones determinados. Estos patrones son definidos como un segmento organizado de actitudes que posee una función especial. Puede ser un acto único o una serie de actividades y usualmente representan una respuesta del animal a algún estímulo ambiental (Ávila et al. 2002).

La comodidad del animal y su potencial de producción pueden ser puestos en riesgo por los factores ambientales (clima) que ejercen acción directa sobre su comportamiento.

Una vez el animal percibe, a través de la visión, el olfato, la temperatura, el tacto o la audición, condiciones ambientales adversas, reacciona efectuando cambios en su funcionamiento, estructura o comportamiento; cuyo fin primordial es influenciar la tasa de cómo fluye el calor entre el cuerpo y el ambiente.

Algunos cambios de conductas que deben ser comprendidos y atendidos en función del efecto adverso del ambiente sobre el animal son: la búsqueda de sombra, cambios en la postura corporal, movilización e ingestión de alimento, para reducir la producción o incrementar la pérdida de calor para evitar su acumulación en el cuerpo.

Dado que las condiciones ambientales adversas reducen la productividad de animales de producción de leche, el reconocimiento de las alteraciones de comportamiento nos indicará cuando las condiciones de estrés están actuando sobre el mismo, afectando su adaptación.

6.1 Termorregulación

Los bovinos son animales homeotérmicos y endotérmicos que mantienen la temperatura corporal constante al equilibrar el calor producido con la pérdida o ganancia de calor desde el ambiente que les rodea. Este balance se consigue a corto plazo mediante acciones conjuntas de mecanismos termorregulatorios y sea físicos y/o fisiológicos, y modificaciones morfológicas y de comportamiento; a largo plazo ocurren cambios en el metabolismo energético. Si el organismo perdiera calor demasiado rápido ocurriría hipotermia (baja temperatura); el almacenamiento de calor conduciría a la hipertermia (altas temperaturas). Ninguna de estas situaciones puede mantenerse por demasiado tiempo (National Research Council, citado por Martínez 2006).

Mecanismos de pérdida de calor

Dependiendo de la temperatura ambiental, el animal puede perder calor por vías sensibles como son:

- Radiación:

  El animal transfiere el calor por medio de ondas electromagnéticas.

- Convección:
  - Internamente: por el intercambio de calor con la sangre.
  - externamente: por el intercambio de calor con el flujo del aire circundante.

👡 Conducción:

Por el paso de calor desde la superficie de la piel al medio que lo rodea.

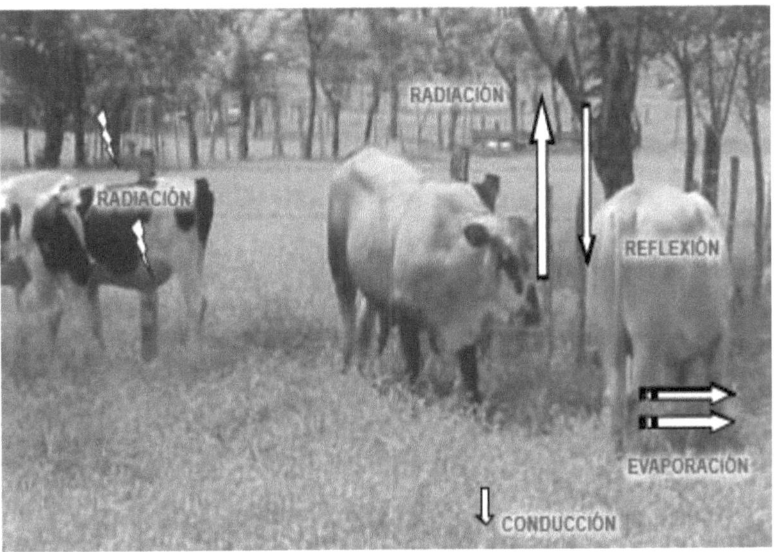

Fig. 16.Vías o formas por las cual el animal pueda perder calor.

En ambientes cálidos la pérdida de calor es principalmente por vía de la evaporación. Las pérdidas sensibles (radiación, convección y conducción) son más significativas en ambientes fríos.

6.2 Factores climáticos de mayor relevancia que afectan a bovinos de leche

Los principales factores físico-ambientales que afectan al ganado corresponden a una compleja interacción de la temperatura del aire, humedad relativa, velocidad del viento y radiación (Hahn et al., citado por Arias et al. 2008).

6.2.1 Temperatura ambiental

El concepto de zona de termo neutralidad refleja el rango de temperatura ambiente efectiva en el bienestar para el ganado (*Arias et al.* 2008); dentro del cual, la temperatura del cuerpo se mantiene constante con un mínimo de esfuerzo de los mecanismos termorreguladores y dentro del cual, la sensación de calor o frío está ausente (Bavera y Beguet, 2003). Esta zona varía entre 1° bajo cero y 16° C para el ganado típico de zonas templadas, y de 10° a 27° C para el ganado tropical.

Esta zona está compuesta de tres sub-zonas:

❖ La zona óptima:
   Corresponde a la zona donde la productividad, eficiencia y rendimiento animal son máximos (ejem. leche o carne).

❖ La zona fría:
   El animal utiliza mecanismos fisiológicos y de postura para conservar calor (vasoconstricción periférica, cambios en la orientación del cuerpo, erección del pelo), pero la tasa metabólica permanece constante.

❖ La zona cálida:
   El animal aumenta la pérdida de calor sin gasto de energía (vasodilatación periférica, aumento área efectiva) (Martínez 2006).

Por encima de la zona cálida existe una temperatura crítica superior, en la cual el animal debe incrementar la pérdida de calor (evaporación) para mantener su temperatura normal. A partir de este punto el animal está sometido al denominado "estrés por calor". En zonas tropicales, este punto puede localizarse a partir de los 21° C o cuando el índice de temperatura-humedad (THI), en caso de ganado de leche, está en torno a 71.

$$THI = (1.8)t + 32 - (0.55)(0.55 \times HR)(1.8t - 26)$$

Fuente : Hammond *et al.*, citado por Guerra 2004.

Donde:

ITH: Índice de temperatura-humedad relativa,

t: Temperatura ambiente en ºC,

HR: Humedad relativa en decimales

Al igualarse la temperatura ambiente con la temperatura corporal superficial, el animal sólo puede perder calor a través de la evaporación. No obstante, si a la alta temperatura del aire se agrega su saturación de humedad, se supera la capacidad de disipar calor a través de evaporación, lo que aumenta la temperatura corporal del animal.

Los mecanismos del animal para disipar calor son: Evaporación (punto de inflexión entre 15 y 18° C) y el jadeo (que comienza a partir de los 21° C) se activan después de tres a cuatro días de estar sometido el animal a estrés calórico, lo que puede resultar en cargas térmicas excesivas, especialmente si no existe algunas horas frescas al día, lo que puede desencadenar la muerte si la temperatura corporal supera los 6° C al valor fisiológico (38.5° C) Martínez 2006.

Cuadro. Índice según temperatura y humedad relativa (ITH).

Temperatura en °C	HR*	ITH
20	0.5	65.4
20	0.6	65.96
20	0.7	66.52
20	0.8	67.08
20	0.9	67.64

25	0.5	71.95
25	0.6	73.02
25	0.7	74.07
25	0.8	75.13
25	0.9	76.19
30	0.5	78.5
30	0.6	80.06
30	0.7	81.62
30	0.8	83.18
30	0.9	84.74
35	0.5	85.05
35	0.6	87.11
35	0.7	89.17
35	0.8	91.23
35	0.9	93.29
40	0.5	91.6
40	0.6	94.16
40	0.7	96.72
40	0.8	99.28
40	0.9	101.84

Humedad relativa expresa en números absolutos.

Fuente: Mujica 2005

La amplitud de la zona de termo neutralidad animal depende de la edad, capacidad de aislamiento corporal, nivel de alimentación y alojamiento.

Cuando el animal se sale de la zona de termo neutralidad (10° a 27° C) activa todos sus mecanismos de defensa.

Hacia la izquierda de la zona de termo neutralidad (< 5° C), hay un incremento del metabolismo para contrarrestar la pérdida de calor (vaso constricción y erección de los pelos y reducción del flujo sanguíneo periférico), para reducir las pérdidas de calor. El incremento del metabolismo en el animal aumenta el consumo de alimentos y disminuye su superficie expuesta, adoptando posturas de encogimiento.

Hacia la derecha de la zona de termo neutralidad (+21° C), la producción de calor aumenta, lo que representa, un aumento del metabolismo, se recurre a procedimientos químicos, mejor alimentación y combustión de las reservas energéticas (Bavera et al. 2008).

Al elevarse la temperatura ambiente por sobre la zona de termo neutralidad (+30° C), el animal activa los mecanismos de disipación de calor (vaso dilatación general, aumento del ritmo respiratorio, sudoración y jadeo), con lo cual se incrementa el metabolismo animal.

Al llegar la temperatura ambiente al final de esta zona el animal llegó a su esfuerzo máximo de autorregulación; por tanto, a partir de este momento empieza a decaer la productividad del animal.

6.2.2 Humedad relativa

La humedad relativa (HR) es considerado un factor de potencial estrés en el ganado, ya que acentúa las condiciones adversas de las altas temperaturas (Da Silva, citado por Arias 2008). Los principales efectos de la humedad relativa están asociados con una reducción de la efectividad en la disipación de calor por sudoración y respiración; y está negativamente asociado al consumo de agua, (Blackshaw y Blackshaw; Renaudeau; Meyer et al., citados por Arias 2008).

A temperaturas superiores a los 30° C, la humedad relativa asume un importante rol en la disipación de calor por evaporación. Pero con una alta presión de vapor, se reduce el potencial de disipación de calor a través de la piel como de los pulmones.

El índice temperatura-humedad relativa (THI), se desarrolló para expresar la respuesta al estrés calórico del ganado bovino. Con el THI se han desarrollado tablas que predicen eventuales riesgos de estrés.

Cuadro. Estrés calórico en vacas lecheras según rangos de índice temperatura-humedad.

ITH	DESCRIPCION
ITH<=74	No estrés calórico
ITH<=75-79	Leve estrés calórico
ITH=80-83	Estrés calórico medio
ITH>=84	Estrés calórico grave

6.2.3 Velocidad del viento

El viento cumple un papel importante en el bienestar del animal y en su desempeño, ayudando a reducir los efectos del estrés por calor durante el verano mejorando los procesos de disipación de calor por evaporación (Mader et al.; Mader *et al.*; citado por Arias 2008).

La efectividad del viento para disipar el calor depende que la piel del animal este seca o húmeda; ya que la transferencia de calor es más eficiente cuando la piel del animal está húmeda (Arias 2008).

En los sistemas lecheros en que se colocan aspersores de agua para mitigar el calor son efectivos si cuentan con el suficiente viento; de lo contrario se incrementa la humedad relativa que asociada al calor produce condiciones de estrés calórico.

En zonas altas y frías, el viento tiene un efecto negativo al incrementar la pérdida de calor que a la vez incrementa los requerimientos nutricionales de energía en los animales.

6.2.4 Radiación solar

La radiación solar directa o indirecta, se considera uno de los factores más importantes que inciden sobre el balance térmico del ganado (NCR, citado por

Bavera et al. 2003), al afectar la carga total de calor y en el estrés por calor en los animales; igualmente afecta la temperatura rectal y la tasa de respiración.

El color de la cobertura del animal influye sobre la cantidad de calor absorbido por el mismo. Animales con superficies oscuras absorben más calor que superficies claras en iguales condiciones ambientales (Bavera et al. 2003).

6.2.5 Índices de estrés

A través del tiempo se ha investigado para identificar los umbrales, a que los factores ambientales adversos producen estrés calórico en los bovinos, de manera que se prevenga su efecto negativo.

A pesar del esfuerzo realizado, la forma más segura de identificar el estrés es a través de la respuesta del animal. Por ello, se han desarrollado diferentes índices entre estos temperatura-humedad (THI). No obstante, para el productor resulta difícil su determinación.

La Universidad de Nebraska desarrolló un índice más simple, denominado escala de jadeo; único índice basado en el comportamiento del animal, por lo que se propone como herramienta de manejo práctica.

Cuadro. Descripción de la escala de jadeo.

Puntaje	Descripción
0	Respiración normal, -60 o menos exhalaciones por minuto (emp).
1	Respiración ligeramente elevada, 60-90 emp.

2	Jadeo moderado y/o presencia de babas o pequeñas cantidad de saliva, 90-120 emp.
3	Jadeo grave con la boca abierta, saliva usualmente presente, 120-150 emp.
4	Jadeo severo con la boca abierta acompañado por proyección de la lengua y excesiva salivación, usualmente la cabeza y el cuello se encuentra extendido.

Fuente: Mader *et al.*, citado por arias *et al.* 2008

Respuesta del bovino al estrés calórico

Las condiciones ambientales extremas producen variaciones en el consumo de alimento, reducción en la ganancia de peso, la química ácido-base y concentración de hormonas.

❖ Hormonales:

Las altas temperaturas reducen la actividad de la glándula tiroides, afectando la tasa metabólica, reduciendo el consumo de alimentos y el crecimiento, por ende, hay menor producción de leche (NCR, citado por Arias *et al.* 2008). También se afectan los niveles de la hormona glucocorticoide, segregada por el animal como respuesta a las condiciones de estrés calórico estimulando ajustes fisiológicos que permiten tolerar el estrés causado por calor excesivo (Christison y Jhonson, citado por Arias *et al.* 2008).

❖ Patrones de alimentación:

Se ha demostrado la existencia de una relación inversa entre la temperatura ambiental y el consumo voluntario de alimentos; lo cual es un intento del animal de balancear su demanda energética con su capacidad de perder calor.

En ganado de leche, por cada 0.56° C de aumento en la temperatura corporal, el consumo de alimento se reduce de 1.4 - 1.8 kg (West, citado por Guerra *et al.* 2004).

Las lluvias afectan igualmente el desempeño productivo de los bovinos, disminuyendo el consumo de alimento entre 10 y 30%; y la presencia de lodo de 5 a 30%, (NCR, citado por Arias et al. 2008); y la ganancia de peso.

Fisiología:

Los principales efectos son: aumento de la tasa de respiración, pulso, sudoración y vaso dilatación. Al aumentar la tasa de respiración, el animal trata de disipar el calor a través de las vías respiratorias, la cual es una de las vías más importantes para mantener el balance térmico.

La medición de la tasa de respiración, así como de la tasa de jadeo, es una de las técnicas de más fácil uso para determinar estrés calórico.
Los rangos normales de la tasa de respiración son de 20 a 60 exhalaciones por minuto; las cuales varían según la raza y el estado fisiológico del animal.

La tasa de respiración se incrementa cuando la temperatura ambiente sobrepasa los 25° C.

Y producto de la mayor tasa de respiración, se incrementa el requerimiento de mantenimiento del animal por la mayor actividad muscular que esto implica.

Comportamiento animal:

Producto del estrés calórico los animales modifican su comportamiento dentro del grupo, reduciendo el tiempo dedicado a consumir alimento o pastoreo y de permanecer echados. Permanecen más tiempo de pie cerca de los bebederos y se reduce su agresividad hacia otros animales; buscan los lugares más sombreados o ventilados.

Reproducción:

El estrés calórico está relacionado negativamente con la reproducción y la fertilidad de la vaca de leche. Entre las implicaciones directas tenemos, reducción de la duración del celo, menor intensidad del celo, menor fertilidad, alteraciones y reducción de la calidad del óvulo, reducción del proceso de capacitación espermática, alteraciones bioquímicas en el medio uterino, incremento en los costos del manejo reproductivo, reducción de la eficiencia reproductiva, entre otros (Araúz 2007).

Medidas para reducir el efecto del estrés calórico

En el trópico y sub-trópico, se utilizan dos estrategias para mejorar la eficiencia bioeconómica de los sistemas de producción. Una de éstas es la utilización de razas bovinas adaptadas al ambiente local (razas sintéticas, criollas y *Bos indicus)* y la segunda estrategia es alterar el ambiente para reducir la magnitud del estrés calórico y permitir que el ganado exprese su potencial genético (Ames y Ray; Hansen y Aréchiga, citado por Guerra *et al.* 2004).

En ambientes donde el ganado lechero pueda estar sometido en algún momento a estrés calórico se deben ofrecer ciertas medidas que permitan reducir el impacto negativo que el calor ejerce sobre los animales. Entre estas se tienen:

* Sombra:

Esta es la más importante medida para reducción de estrés calórico que puede ser adoptada por los productores, sobre todo la proveniente de la radiación solar directa o indirecta. Para esto se puede recurrir a la implementación de sistemas artificiales de sombra con malla de sarán con factores de 80 a 90% de filtración de luz o a través de la siembra de árboles.

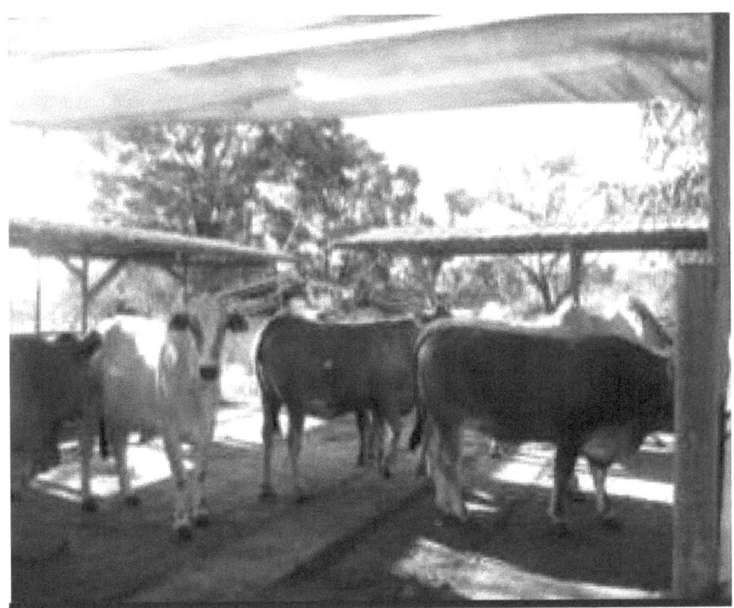

Fig. 17 Confección de sombra con mallas de sarán.

Con sombras bien diseñadas se reduce de 30 a 50% la carga de calor sobre el animal. Se ha demostrado que cuando se proporciona sombra la producción de leche se incrementa hasta un 12%. Cuando se dispuso mecanismos de refrescamiento (aspersores de agua y ventiladores), la producción se incrementó hasta 15% (Valtorta *et al.*; citado por Arias *et al.* 2008).

Las áreas de sombreo más comunes se construyen con estructura metálica sobre la cual se dispone de una cubierta.

- Agua:

Acceso a fuentes de agua permanente es una de las medidas más efectiva con que cuenta el animal para reducir el calor corporal, por su cualidades químicas (calor específico, alto calor de vaporización, entre otros.) que permiten al animal transferir su calor al ambiente a través del sudor y la orina.

- Movimiento del animal:

Durante los períodos con alta temperatura ambiental, se debe reducir el movimiento o manejo de los animales, ya que se puede incrementar su temperatura corporal de 0.5 a 3.5° C, y si no, hacerlo durante las horas más frescas del día (8:00 a.m.) o al atardecer, después de que estos hayan liberado parte del calor acumulado durante el día.

- Dietas y horarios de alimentación:

Esta alternativa no es tan fácil de aplicar en sistemas lecheros, ya que puede afectarse la respuesta productiva del animal o producirse una acidosis. En algunos casos se aconseja trasladar la hora del suministro de las dietas de la mañana para la tarde o entregar el 70% de la dieta dos a cuatro horas después que el animal alcanzó la temperatura máxima (Davis et al. 2003).

De igual forma algunos componentes de la dieta deben ser tomados en cuenta para la formulación de esta, ya que sus componentes producen diferente cantidad de calor aun cuando su contenido de energía sea igual. De esta forma las grasas y aceites generan menor cantidad de calor que los carbohidratos solubles (almidón) y las proteínas.

Otra alternativa es a través de la reducción del consumo de materia seca o de la energía total, que ayuda al animal a reducir la susceptibilidad al estrés calórico; observando menor temperatura rectal y tasas de respiración con dietas a base de forrajes que aquellas en que se mantuvo una proporción 80:20 de concentrado y forraje.

- Ventilación:

Cualquier obstáculo a la libre circulación del aire o vientos predominantes durante los períodos con altas temperaturas, resulta en una reducción de la capacidad del animal de liberar calor por evaporación. Esto incrementa los requerimientos de mantenimiento que afectan a la final la productividad de leche.

- Uso de sistemas de aspersores:

Su uso en lechería está muy difundido en algunos países, como una alternativa para refrescar los animales en confinamiento o en las salas de espera para el ordeño. No obstante en ambientes calurosos, el uso de aspersores debe complementarse con el uso de ventiladores para remover la humedad

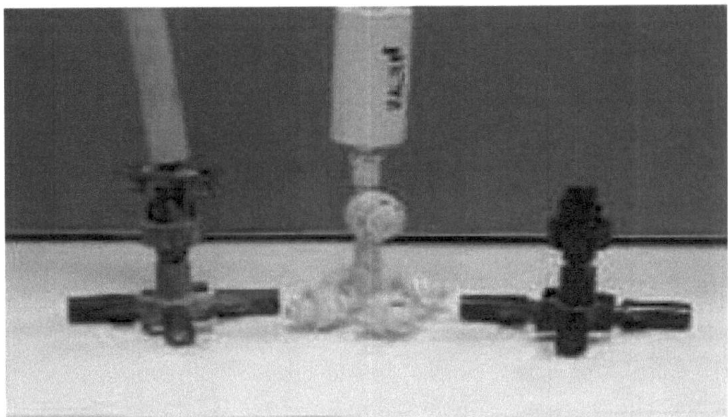

Fig. 18 Sistema de aspersores de agua.

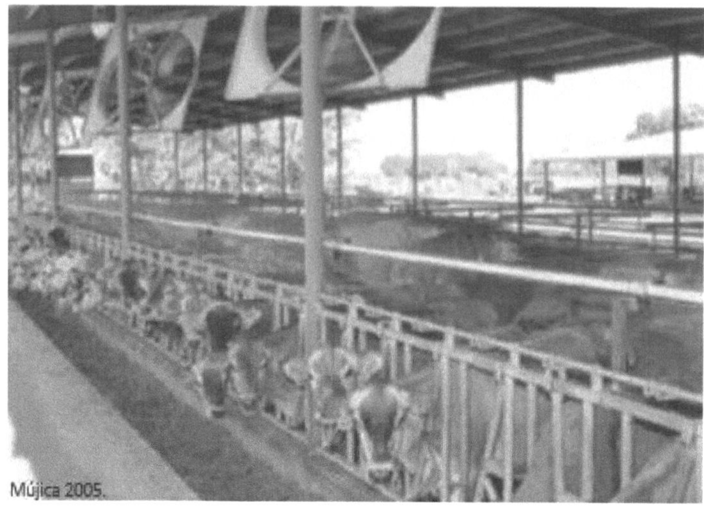

Fig. 19 Sistema de uso de ventiladores.

7. Principales indicadores reproductivos en países líderes lecheros.

En algunos de los principales países líderes lecheros como lo son Estados Unidos, Rusia, Brasil, Ucrania y Nueva Zelanda entre otros incluyendo a México, para tener altos índices reproductivos y en consecuencia alta productividad lechera estos índices son:

1. Intervalo de partos:

   El valor optimo del intervalo de partos es entre 12.5 y 13 meses mientras si este llega a 14 meses podemos decir que este es un indicador de problemas.

2. Promedio de días al primer celo:

   El promedio de días al primer celo para que sea óptimo deberá ser de menor de 40 días mientras lo normal sería de 40 a 60 días y un indicador de problemas será cuando este llegue a ser mayor de 60 días.

3. Vacas en celo entre los primeros 60 días después del parto:

   El valor óptimo será un índice de mayor del 90% mientras si este es menor del 90% es un indicador de problemas.

4. Promedio de días de vacía al primer apareamiento:

   El promedio de día de vacía al primer apareamiento es de 45 a 60 días mientras si este supera los 60 días es un indicador de problemas.

5. Apareamiento por concepción:

   El apareamiento por concepción para ser un valor óptimo deberá ser menor a 1.7 mientras si este es mayor a 2.5 será un indicador de problemas.

6. Índice de concepción al primer de apareamiento en vacas en lactancia:

   El valor óptimo en este aspecto será del 65 a 70% mientras si este es menor a 60% será un indicador de problemas.

7. Vacas que conciben con menos de tres servicios:

   Para ser un valor óptimo las vacas que conciben con menos de tres servicios deberá ser mayor al 90% mientras si este es menor a 90% será un indicador de problemas.

8. Vacas con un intervalo entre servicios 18-24 días:

   El intervalo entre servicios de 18 a 24 días deberá ser mayor al 85% para que este sea óptimo mientras si es menor a este porcentaje este será un indicador de problemas.

9. Promedio de días de vacías:

   El promedio de días de vacía es de 85 a 110 días, pero si este es mayor de 140 días este será un indicador de problemas.

10. Vacas vacía por más de 120 días:

Si este es menor del 10% será un valor óptimo mientras si este supera el 15% será un indicador de problemas.

11. Duración de periodo seco:

Óptimamente es de 50 a 60 días mientras si este es menor a 45 días o mayor a 70 días es un indicador serio de problemas.

12. Promedio de edad al primer parto:

El promedio de edad al primer parto deberá ser a los 24 meses mientras si este se presenta menor a los 24 meses o después de los 30 meses este será un serio indicador de problemas.

13. Porcentaje de abortos:

El porcentaje de abortos deberá siempre evitarse pero el valor optimo es que sea menor al 5% mientras si este supera el 10% será un indicador de problemas.

14. Porcentaje de descarte por problemas reproductivos:

Este deberá ser menor del 10% mientras si supera este porcentaje ya será un indicador de problemas serios en hato ganadero que este se presente.

Índices reproductivos y sus valores óptimos.

Índice reproductivo	Valor optimo	Indicador de problemas
Intervalo entre partos	12.5 – 13 meses	>14 meses
Promedio de días al primer celo	< 40 días	>60 días
Vacas en celo entre los primeros 60 días después del parto	>90%	<90%
Promedio de días de vacía al	45 a 60 días	>60 días

primer apareamiento		
Apareamientos por concepción	<1.7	>2.5
Índice de concepción al primer de apareamiento en novillas	65 a 70%	<60%
Índice de concepción al primer de apareamiento en vacas en lactancia	50 a 60%	<40%
Vacas que conciben con menos de tres servicios	>90%	<90%
Vacas con un intervalo entre servicios 18-24 días	>85%	<85%
Promedio de días de vacía	85 a 110 días	>140 días
Vacas vacías por más de 120 días	<10%	>15%
Duración de periodo seco	50 a 60 días	< 45 o > 70 días
Promedio de edad al primer parto	24 meses	< 24 o > 30
Porcentaje de abortos	<5%	>10%
Porcentaje de descarte por problemas reproductivos	<10%	>10%

Fuente: Sistema Producto Bovino-Leche

8. Sistemas aplicados en la reproducción

Los sistemas aplicados en la reproducción para un sistema lechero pueden variar desde la monta natural del toro hasta la inseminación artificial que es la más empleada en los hatos lecheros.

Los toros pueden ser usados en dos tipos de monta natural: libres de aparearse o monta dirigida y controlada.

En el primer sistema, la detección del calor se lleva a cabo por el toro y las vacas en calor generalmente son montadas varias veces durante cada periodo de calor. Un toro puede cubrir de 40 a 50 vacas por año, siempre y cuando no exista una marcada estacionalidad en la presentación de calores. En explotaciones grandes, algunos toros pueden ser utilizados bajo un sistema de rotación, debido a que es imposible introducir 2 o más toros al mismo tiempo dado al comportamiento agresivo de un toro hacia otro.

En el segundo sistema (monta dirigida), la detección de calor y la programación de servicios se llevan a cabo por el ganadero, y cada vaca es servida de una a dos veces en cada periodo de calor en este caso un toro puede ser usado con tres o cuatro vacas por semana o bien de 150 a 200 vacas por cada año. Si un toro es usado excediendo las dos semanas de su primera eyaculación, generalmente el eyaculado es de pobre calidad y por lo tanto siempre se debe repetir la monta después de algunos minutos.

8.1 Inseminación artificial

Una de las tecnologías reproductivas más utilizadas en la reproducción animal fue la inseminación artificial (IA) y continua siendo la más importante en muchos sistemas de producción del ganado, tanto en regiones templadas como en regiones tropicales.

Con la IA, la eyaculación de un toro se puede usar para servir de 400 a 500 vacas y, por lo tanto puede producir suficiente semen para más de 50000 vacas por año. Con la tecnología para la conservación del semen se puede seleccionar un buen porcentaje de los mejores toros para ser usados en vacas que se encuentren muy distantes en espacio y tiempo. Además de lo anterior, los ganaderos no sufren los costos o riesgos de criar toros reproductores y pueden tener acceso a varios ejemplares. Muchas de las enfermedades infecciosas reproductivas también pueden ser controladas mediante el uso de la IA.

Por otro lado, la IA tiene algunas desventajas: Altos costos para el establecimiento y mantenimiento de los laboratorios, equipos, personal y sus capacitaciones. Además, se requiere de una buena infraestructura y una eficiente cadena de distribución del semen, establos que requieren inseminación artificial y si el semen es congelado, suministro regular de nitrógeno líquido. También los ganaderos deben ser también capacitados en la detección de calores y tiempos de servicio y deben contar con un eficiente sistema de comunicación con el servicio de IA.

Existen varios métodos para la preservación de semen. El más usado es la congelación a temperaturas muy bajas, pero en muchos países tropicales donde la infraestructura no es la adecuada, se desarrollaron otras técnicas para la preservación el semen que pueden utilizarse eficientemente para su conservación, el semen e diluye en medio de cultivo artificial que contiene varias sustancias como amortiguadores químicos (Fosfatos, citratos); agentes protectores contra el choque por frio (leche, yema de huevo, leche de coco) y protectores contra el daño por congelamiento (glicerol); una fuente de energía (fructosa); y antibióticos.

Dependiendo del método de conservación, cada dosis para inseminación, deberá contener entre 7 y 30 millones de espermatozoides con motilidad.

En las condiciones modernas de explotacion del ganado lechero el hombre manipula el proceso reproductivo via IA principalmente, esto hace que el seguimiento del ciclo estral de los animales sea de primordial importancia. Las caracteristicas fundamentales de dicho ciclo se sintetizan de la manera siguiente.

> Duración del ciclo estral: 21 días promedio, variación normal de 18-24 días
> Duración del periodo del estro o calor: 18 horas variación normal 10 a 24 horas
> Ovulación: 11 horas después del celo, en promedio; variación normal: 5 a 16 horas.

Por lo que respecta a la gestación, esta es de 287 días para las razas Holstein y Jersey, y de 288 días en la raza Pardo suizo.

Siendo la IA un proceso plenamente establecido en la ganadería lechera, es de primordial importancia realizarla en el tiempo óptimo para asegurar altos índices de concepción del primer al tercer servicio.

El tiempo de fertilidad óptimo de los óvulos es corto de 2 a 4 horas y el tiempo de ovulación varia de 5 a 16 horas después del final de un celo estableciendo la vida fértil del espermatozoide dentro del tracto reproductivo de la hembra de 28 horas. Estos aspectos fisiológicos son de gran importancia práctica ya que, el conocerlos permitirá realizar adecuadamente la IA.

Frecuencia de concepción en varias fases del celo.

Inseminación	Porcentaje de vacas que conciben en un servicio
Al comienzo del celo	44
En la mitad del celo	82.5
Al final del celo	75
6 horas después del celo	62.5
12 horas después del celo	32
13 horas después del celo	28
24 horas después del celo	12

Fuente: OMAFRA. Murray B. Maimising conception rales in dairy cows. 1990

Horario para obtener los mejores resultados de inseminación en vacas lecheras.

Celo observado por primera vez	Momento óptimo para inseminar	Demasiado tarde
En la mañana	En la tarde	Mañana siguiente
En la tarde o al anochecer	Mañana siguiente	Tarde siguiente

Fuente: Peters AR, Ball PJH: Reproducción del ganado vacuno 1991. 1ª ed. Acribia.

Consideraciones para mejora de la eficiencia reproductiva en ganado lechero.

- Mantener un buen sistema de registros, indicando cada calor.

↓ Servir a las novillas al peso recomendado para la raza.

↓ Alimentar a las novillas correctamente para que puedan servirse precozmente.

↓ Observar los calores al menos dos veces al día.

↓ Incluir minerales en las raciones de concentrados.

↓ No servir a las vacas antes de 50 días posparto, para optimizar la concepción al primer servicio.

↓ Controlar las enfermedades de la reproducción (vacunaciones).

↓ Revisar rutinariamente a las vacas para el diagnóstico de gestación.

↓ Inseminar a las vacas en el momento correcto.

9. Consideraciones sobre Sinaloa como zona de potencial para producción lechero. Ventajas y desventajas.

Sinaloa se encuentra dividida en regiones, las cuales son áridas, semiárido y trópicos seco.

En México se tiene muy marcado 4 sistemas muy establecidos el especializado, el familiar, el semi-especializado y el de doble propósito siendo estos últimos dos los más predominantes en el estado de Sinaloa.

El sistema de doble propósito en el estado de Sinaloa se desarrolla principalmente en la zona el trópico seco del estado y son utilizadas mayormente las razas cebuinas y cruzas con suizo, holstein, simmental, estos animales basan su alimentación en el pastoreo sin embargo también se puede ver empresas con los animales en un sistema de semiestabulacion.

El sistema semi-especializado en Sinaloa presenta ganado de raza holstein y pardo suizo donde además puede a ver cruzas con ganado criollo, los animales se mantienen mayormente en pequeñas extensiones de terreno, donde el ordeño se hace manualmente principalmente o con pequeñas maquinas ordeñadoras, la mayoría de estas carecen de equipos de enfriamiento y conservación del producto. La alimentación del ganado es de pastoreo y forrajes (semiestabulacion).

El ganado en Sinaloa se basa en el uso de forrajes y residuos de cosecha principalmente de maíz, sorgo y algunas veces la caña de azúcar aunque en los últimos años se han ensayado variantes como la moringa y el forraje verde hidropónico de maíz o de sorgo u otras opciones.

Los minerales y vitaminas más utilizados en la ganadería son el calcio, fosforo, sodio y cloro y las vitaminas mayor utilizadas son la A, D y E.

Cabe mencionar que principalmente en el estado de Sinaloa se utilizan el ganado para producir carne ya que esta presenta una mayor demanda y en este renglón hablaremos que Sinaloa ocupa el 6 lugar de la producción nacional según la SAGARPA 2013.

Aunque Sinaloa no figura entre los 10 principales estados de la república productores de leche, produjo en el año del 2009, 112 millones 28 mil litros de leche al sector pecuario. Para el 2010, Sinaloa tuvo una participación en la producción de leche de 102 millones 81 mil litros, con un valor de producción de 488 millones 277 mil pesos. Los municipios que más aportación tuvieron fueron: Mazatlán con 37 millones 91 mil litros; Culiacán con 17 millones 436 mil y Guasave con 9 millones 927 mil litros. De enero a julio de 2011 se tuvo una producción de 61 millones 289 mil litros, de un estimado de 104 millones 588 mil litros para este año.

El mayor problema para la ganadería en Sinaloa es la falta de capacidad tecnológica además de que por las altas temperaturas que en este estado se presentan los animales tienden a tener estrés calórico ya que existe una temperatura constante superiores a los 35 grados aunque se han buscado contrarrestar las altas temperaturas mediante mallas sombras que se ha demostrado que les reduce el calor al animal en un 35% aproximadamente, además de las mallas sombras se han puesto en práctica el uso de ventiladores y aspersores el cual han mostrado una mejoría hasta en un 70%.

Capítulo .II.

ESTRATEGIAS SOSTENIBLES PARA DESARROLLAR LA PRODUCCION Y LOS PRICIPIOS DE LA NUTRICIÓN DE RUMIANTES

I. INTRODUCCIÓN.

II. Los cambios ocurridos en la ganadería en el mundo en los últimos 50 años han sido notables caracterizándose por pasar de ser consideradas una actividad recolectora a considerarse una actividad totalmente programada, que no se diferencia de una industria química, mecánica o manufacturera, estos avances en buena parte se deben a los estudios profundos que se han realizado en el hábitat, alimentación y genética.

Por tal razones, el ganadero busca el máximo aprovechamiento del potencial de los animales y la necesidad de alejar cualquier riesgo de interferencia. Hoy día, para un buen criador, la disminución de la capacidad de incremento de la producción y el aumento, aunque sea leve del índice de consumo de los alimentos, preocupa con la misma intensidad, que un cuadro patológico o una enfermedad infecciosa.

Este material pretende realizar una introducción en algunos de los aspectos de la nutrición de animales rumiantes que son necesarios conocer en el contexto de la superación profesional del ganadero y sobre todos aquellos que la desarrollan en la región tropical.

Qué es un Rumiante.

Aspectos elementales que lo caracterizan:

Anatomía.

El tracto digestivo consiste en boca, esófago, un estómago compuesto de cuatro compartimentos, el pequeño intestino y el intestino grueso. El estómago incluye el rumen, retículo, el omaso y el abomaso conocido también como estómago verdadero.

Rumen: El rumen (situado sobre la parte izquierda del animal) es el mayor de los cuatro compartimentos del estómago y a su vez se divide en varios sacos. Posee una capacidad de 90 litros de material o más dependiendo del tamaño del animal.

La población microbiana del rumen fermenta los alimentos consumidos por el animal, siendo favorecido el crecimiento de estas poblaciones por las condiciones existentes en el rumen. En el rumen se absorben la mayor cantidad de ácidos grasos volátiles producidos por la fermentación. Los ácidos grasos y algunos otros productos de la digestión son llevados a la sangre a través de la pared ruminal. La presencia de papilas incrementa la superficie del área y la capacidad de absorción del rumen.

El retículo: El retículo es una estructura parecida a una bolsa ubicado en la parte delantera de la cavidad del estómago. Por su posición y forma es común no identificarlo como dos compartimentos y se le denomina rumen retículo o viceversa, objetos densos, pesados o metálicos consumidos caen en este compartimento.
El omaso: El omaso es una estructura parecida a un globo contiene hojas de tejido parecidas a un libro. El omaso absorbe agua y otras sustancias desde el contenido de la digesta. El material alimentario (ingesta) al introducirse entre las hojas pierde más agua que en otros compartimentos.

El abomaso: El abomaso es también denominado estomago verdadero y es el único de los compartimentos que posee glándulas revestidas. Ácido clorhídrico y enzimas digestivas son necesarios para el rompimiento de los alimentos y ambos son segregados en el abomaso. Este compartimento es comparable al estómago de los no rumiantes.
El pequeño intestino. El intestino delgado mide hasta 20 veces la longitud del animal y se identifican tres secciones. Duodeno, yeyuno e íleon. Recibe la secreción del páncreas y otras que ayudan a la digestión. La mayor parte del proceso digestivo es completado en esta sección, muchos nutrimentos son absorbidos a través de vellosidades y llevados a sangre y sistema linfático.

Ciego: El ciego es un área en la cual algunas de las fibras que no han sido digeridas pueden serlo. El verdadero significado de esta sección aún no parece estar totalmente esclarecida.

Intestino grueso: El intestino grueso es el último segmento o sección del tracto digestivo a través del cual pasan los alimentos no digeridos. El agua es absorbida en esta parte del tracto digestivo.

Importancia de los requerimientos:.

Todo análisis que efectuamos en los animales debe basarse en un correcto equilibrio entre los diferentes factores, que suelen intervenir en este proceso, producción, consumo, valor nutritivo y requerimientos nutricionales, observándose su relación en la figura 1. Es el trinomio ideal para analizar y explicar las producciones de carne y leche.

Fig. # 1: Trinomio para analizar y explicar las producciones de leche y Carne.

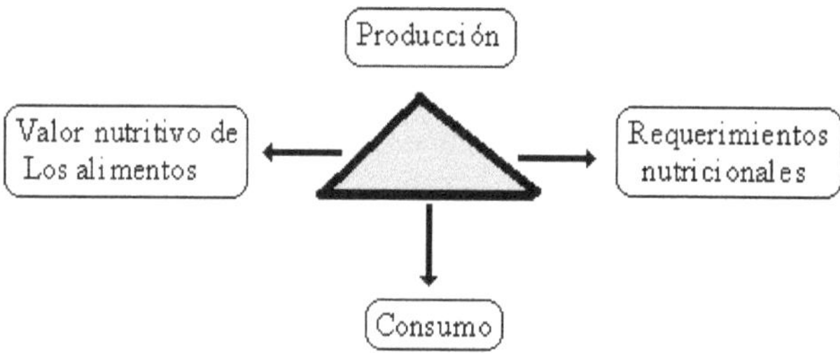

Las condiciones cambian constantemente porque intervienen un gran número de factores que interaccionan indistintamente. Hay necesidad de tener posibilidad de asimilar y ajustar estos cambios. Además debe servir para que los técnicos piensen en los disímiles problemas que presenta su unidad.

De todos estos factores, la producción es un valor real y los requerimientos pueden ser aceptados como reales. Sólo quedarían para ser estimados o calculados el valor nutritivo de los alimentos y el consumo. Si igualmente estimamos el valor nutritivo de los alimentos, nos estaría quedando por calcular el consumo.

Es de alto valor no usar nunca en la evaluación de cualquier cálculo con los animales una conducta mecanicista, pues si los resultados que se logran en el ejercicio numérico no son reflejos de la realidad, las consecuencias serían fatales y ahí es que se ofrece la alternativa al técnico de seleccionar el camino que más lo aproxime a la realidad que vive.

Qué razones nos impone que debemos calcular el consumo, Pérez Infante, 1998 indicó que esto podrá obedecer a tres razones básicas. Primero, porque los alimentos en general e individualmente varían menos en sus valores que los del consumo, además hay más datos e información de los alimentos que del consumo y por último porque casi siempre las raciones de los animales están compuestas por más de un alimento, lo que implicaría que siempre hay que estimar uno o más alimentos para poder calcular el otro.

En Cuba es frecuente utilizar para hacer los cálculos de consumos de pasto la Energía metabolizable pues dentro del conjunto de compuestos y elementos (P. Bruta; E. Metabolizable, Ca y P) de los pastos tropicales es el que presenta las menores variaciones en los análisis. Les presentaremos un ejemplo que ilustra lo anterior. Usando la misma mecánica en la operación aritmética para el cálculo de consumo con E. Metabolizable, P. Bruta, CA y P los resultados son menos aceptables con los últimos tres elementos, desde el punto de vista lógico (Tabla 1)

Tabla 1. Cálculos de consumo de pastos estimados a partir de cada uno de los diferentes componentes en un pasto que contiene EM: 2.1 Mcal/kg MS, PB.- 12 % CA, 0.6 % y P, 0.25 %. Adaptado de Pérez Infante 1998.

Base de cálculo	Consumo como pasto, kg MS	Total consumo % PV	Composición nutritiva del pasto. Se consideran valores subrayados			
			EM Mcal/kgMS	PB, %	Ca %	P %
EM	10.9	3.0	<u>2.1</u>	9.2	0.33	0.16
PB	8.9	2.4	2.7	<u>12.0</u>	0.43	0.21
Ca	6.0	1.9	3.8	17.0	<u>0.60</u>	0.30
P	7.2	2.1	3.2	14.0	0.50	<u>0.25</u>

En esta tabla las cifras subrayadas fueron escogidas para calcular el resto de los valores que aparecen en el mismo nivel longitudinal. Ejemplo de cálculo.

Aporte del pasto a la dieta E.M. Mcal   22.89

= 10.9 kg de MS del pasto consumido

Concentración estimado del pasto de 2.1

E.M. Mcal/kg de MS

Referenciaremos algunos criterios de estimación de requerimientos usados con frecuencias en evaluaciones de animales en pastoreos. Tablas 2 y 3

Tabla No. 2

REQUERIMIENTO POR CAMBIOS DE PESO VIVO DURANTE LA LACTANCIA. NUTRIENTES (P.B y E.M.) POR KG DE CAMBIO DE PESO VIVO Y REGRESIONES PARA ESTIMAR REQUERIMIENTOS PARA PRODUCIR 1 KG DE LECHE.

Cambio	P.B (g)	E.M. (Mcal)
Pérdidas	-320	-8.25
Ganancia	500	8.55
Nutrientes	Ecuaciones	
E.M. (Mcal)	$(0.59 + 0.16 \times G(1) \times PL (2)$	
P.B. (g)	$(46.10 + 10.29 \times G) \times PL$	
Ca (g)	$(1.90 + 0.20 \times G) \times PL$	
P (g)	$(1.40 + 0.10 \times G) \times PL$	

(1) G = % grasa de leche

(2) P.L. = Producción de leche (kg/v/día)

Tabla No. 3

REQUERIMIENTO DIARIO EN VACAS GESTANTES EN EL ÚLTIMO PERIODO DE GESTACION

Peso vivo (kg)					
	400	450	500	550	600
E.M.(Mcal/día)	16.5	17.9	19.3	20.6	21.8
P.B. (g/día)	7.51	800	848	895	940
P.Di (g/día)	4.66	496	526	555	583

Hay que considerar que por cada km diario que las vacas caminen de las áreas de pastos a los lugares de ordeño, descanso y comedero y viceversa se agregará a los requerimientos totales un 3 % de los requerimientos de mantenimiento, lo que contempla sólo la energía.

Otro aspecto singular que debe considerarse en animales en pastoreo es el gasto energético que conlleva la aprehensión de los pastos, lo cual dependerá de la calidad del pasto ofrecido. A mayor calidad del pasto menos horas de pastoreo y menos esfuerzo para desgarrarlo y masticarlo. Relacionamos valores en porciento de acuerdo a la calidad del pasto para adicionarlos a los requerimientos de mantenimiento en energía.

Tabla No. 4

Calidad	Excelente	5 %
	Muy bueno	10 %
	Bueno	15 %
	Regular	20 %
	Malo y muy malo	25 %

Tabla No. 5

Ejemplo

Requerimientos nutricionales en condiciones de pastoreo/vaca

	P.B (g)	E.M. (Mcal)	Ca (g)	P (g)
Vacas-450 kg PV	403	12.99	17	14
Gasto de locomoción 2 kg/día (6 %)	-	0.78	-	-
Gastos de pastoreo (P. regular 20 %)	-	2.60	-	-
Cambio de peso vivo 250 g de ganancia/día	125	2.4	-	-
10 kg de leche con el % de grasa	870	12.4	26	18
	1398	30.9	43	32

En el caso de vacas con potencial de producción de medio a altos es muy peligroso someterlas a períodos restrictivos pues:

INFLUENCIA DE UN PROLONGADO PERIODO DE SUBALIMENTACION

EN PERIODO DE SUBALIMENTACION, LOS REQUERIMIENTOS DE ENERGIA
DISMINUYEN PROGRESIVAMENTE EXPRESADOS POR KG DE PESO METABOLICO.
 ESTA ADAPTACION A LA SUBALIMENTACION TRAE COMO RESULTADO UNA
 REDUCCION DEL PESO DE LAS VISCERAS EN PARTICULAR DEL HIGADO, Y UNA DISMINUCION DE LA ACTIVIDAD METABOLICA.

Recomendándose a forma de ejemplo un criterio de suplementación como se indica en la tabla 6

Tabla No. 6
CANTIDAD DE COMPLEMENTO NECESARIO EN VACAS LECHERAS SEGÚN PERÍODOS (600 KG PESO VIVO Y 4 % DE GRASA EN LECHE.

Producción por vaca (kg)				
Promedio diario	20	30	40	50
Lactación total	5000	6000	75000	9000
Suplemento : Leche				
Período de lactancia	1			
1.(Primeras 10 semanas)	1:4	1:3	1:3	1:3
2. De 10 a 20 semanas)	1:4	1:3	1:25	1;3
3. Ultimas 24 semanas)	1:4	1:4	1:3	5

4. Período seco (6-8 semanas)	2-3	3	3	5
Total de suplemento aproximado	(1500)	2000	2500	3000

Principales factores que afectan el consumo voluntario del rumiante en pastoreo.

El consumo de alimentos es quien determina en última instancia, la posibilidad productiva de cualquier animal, ya que definirá la mayor o menor cantidad de nutrientes necesarios que han sido ingerido para realizar un proceso productivo.

Es por tanto muy necesario tener presente los factores que de una forma u otra, pueden intervenir en este proceso.

Principales factores que intervienen en el consumo voluntario de animales en pastoreo.

Relativos a los pastos:

Estado de madurez, disponibilidad, densidad y estructura, contenido de materia seca, contenido de proteína bruta, fibra, carbohidratos solubles, digestibilidad, relación hoja-tallo, familias, especies y variedades.

Relativos al animal

Actividad metabólica, estado fisiológico, Razas, pH del Rumen.

Factores ambientales y otros

Temperatura y humedad relativa
Consumo de agua, suplementos

Breve descripción de estos factores:

Es generalmente aceptado que el consumo voluntario disminuye al aumentar la edad o madurez del pasto, asociándose con la presencia y extensión de la floración y disminución del valor nutritivo.

La disponibilidad y la composición de la pastura están muy vinculadas de forma tal que cuando la densidad del pasto es baja, o cuando la estructura es inadecuada, el animal alargará sus horas de pastoreo y el número de mordisco, lo cual conlleva un mayor gasto de energía y fatiga que provoca depresión en el consumo en relación con pastos más densos y estructura más compacta en el cual el animal realiza un menor esfuerzo y se cosecha un mayor volumen de alimento por unidad de tiempo.

Algunas informaciones indican que disponibilidades mayores a los 30 kg de materia seca/vaca/día o rendimientos superiores a los 2600 kg materia seca/ha no afectan el consumo

El contenido de materia seca, proteína y fibra influyen en el consumo voluntario, mientras valores de proteína por debajo del 7 % deprimen el consumo por el importante papel que juega el nitrógeno en la proliferación de las bacterias ruminales. Tabla No. 7. El contenido de fibra se relaciona inversamente con el consumo de pasto posiblemente ocasionado por la lignina que realiza una protección a la célula vegetal y sus componentes de la acción de la flora ruminal, afectando su velocidad de pasaje y por tanto su consumo.

La digestibilidad y el contenido de carbohidratos solubles están involucrados en el comportamiento del consumo animal, por lo general de forma positiva, aunque la digestibilidad suele tener una relación errática

Tabla No. 7

INFLUENCIA EN EL CONSUMO VOLUNTARIO DEL TIPO DE PASTO OFRECIDO

Tipo de pasto	Consumo de M. seca % del peso vivo	P. Bruta %	E.M. kg MS
A	3.0	>10	≥ 2
B	2.8	7 - 10	1.7 - 1.9
C	2.5	< 7	< 1.7

El significado de la sombra en condiciones de pastoreo es una necesidad ecológica de primer orden en la concepción de la ganadería actual, una de las cosas que preocupa al ganadero es los posibles cambios de conducta que puede conllevar tener acceso a la sombra de forma permanente la tabla 8 ilustra que al menos el patrón de tiempo consumido pasto no varía significativamente, lo cual permite abrir el camino a la continuación de estudios similares y despejar dudas al respecto

Tabla No. 8

COMPORTAMIENTO DEL RUMIANTE EN PASTOREO CON Y SIN SOMBRA.

COMPORTAMIENTO								
H.R %	T °C	SIN SOMBRA			CON SOMBRA			
75-85	24-32	Agua 10	Pastoreo 50.3	Otros 39.7	Agua 8.4	Pastoreo 52.1	En sombra 13.3	Otros 26.2

Influencia del ambiente.

En el trópico cuando hablamos de producción de alimentos y entre ellos está el pasto, es necesario considerar siempre al pasto y al animal en su conjunto pudiendo verse afectado este ecosistema principalmente por: temperatura, radiación, solar, precipitaciones, suelos y características fisiológicas de los pastos.

El trópico posee una alta potencialidad para producción de forraje, pudiendo estar asociado a la intensidad de luz y la temperatura reinante y una mayor eficiencia de la fotosíntesis esta capacidad es frecuentemente asociada al sendero C4 (Acido dicarboxilico) diferentes a las gramíneas templadas que emplean sendero C3 (Acido fosfoglicérico)

Otros autores relacionan el crecimiento con la duración del día y la disminución de su rendimiento con las bajas temperaturas.

La precipitación es uno de los factores determinantes en variar la producción de pastos en los trópicos, el uso del riego es otro de los factores que pueden incrementar el crecimiento pero dependerá de su combinación con fertilizantes y sobre todo de nitrógeno.

Entre los factores que afectan la producción en rumiantes en las condiciones del trópico cuando están en pastoreo se pueden referir los siguientes: crecimiento del pasto, el consumo de la hierba por el animal en pastoreo y el valor nutritivo de la hierba consumida.

Si bien es cierto que es muy importante alcanzar altos rendimientos de materia seca por ha/año, mucho más significaría obtenerlos de forraje digestible, siendo éste el que determina el valor nutritivo de un pasto.

El valor nutritivo de un pasto, podría resumirse en su habilidad para satisfacer los requerimientos del animal en energía, proteína, vitaminas y minerales, ocurre con frecuencia que hay deficiencias en todos los nutrimento, pero resulta más fácil la suplementación de las vitaminas y minerales, mientras que se presentan la energía y la proteína como las mayores limitantes en nuestros pastos y suelen ser más difícil corregirlos-.

La pezuña de un bovino adulto ocupa alrededor de 65 cm² y ejerce una presión de 2.9 a 4.3 kg/cm² si utilizamos una carga de 2.5 vacas/ha. en 365 días de pastoreo y desplazándose 3 km/día, dicha hectárea sería pisoteada completamente 5 ó 6 veces, estas consideraciones que pueden provocar pérdidas en producción y destrucción del pastizal, como consecuencia del pisoteo excesivo, son regularmente aceptadas como algo natural y no como la resultante de un manejo inadecuado.

Estrés térmico

Estrés térmico

Las condiciones climáticas, actúan sobre la producción láctea de forma directa, la cual viene dada por la humedad, temperatura, velocidad del viento, entre otras. Si estas no son semejantes a las que el animal está adaptado, harán que su organismo se altere y por lo tanto, disminuya la producción láctea. Como en el caso del estrés calórico, el cual es un término acuñado por Hans Seyle (1936) quien descubrió los estímulos que podían provocar esta condición. Seyle lo definió como la acción de estímulos nerviosos y emocionales provocados por el ambiente sobre los sistemas nerviosos, endocrino, circulatorio y digestivo de un animal, produciendo cambios medibles en los niveles funcionales de estos sistemas.

Es conocido que los bovinos tienen unos rangos de temperaturas reportados como de confort dependiendo si son *Bos Tauros o Bos Indicus*. Donde los del género *B. Taurus* van de 0 a 22 ºC y para los del género *B. Indicus* de 10 a 27 ºC, con 70% de humedad ambiental en ambos casos, aunque se reportan diferencias entre razas, edad, estado fisiológico, sexo y variaciones individuales de los animales (Harmer *et al.*, 2000) y (Arias, 2008). Donde es conocido que la temperatura óptima para la producción láctea es de 16 ºC.

Las altas temperaturas ambientales, intensa radiación directa, indirecta y humedad son factores ambientales, que imponen estrés en los animales en el estado de Sinaloa, México. A pesar de que, los animales han desarrollado mecanismos de regulación de la temperatura corporal, los bovinos, bajo estrés, no mantienen una estricta homotermia frente al estrés calórico (Salvador, 2010). El mayor efecto reconocido del incremento de la temperatura corporal es una depresión adoptiva del grado de metabolismo asociado con la reducción del apetito, de tal manera que, en rumiantes, al incrementar la temperatura corporal, marca la transición abrasiva a una fase nociva.

Por lo cual se busca a través de diferentes métodos evitar y/o combatir el estrés calórico con sistemas que van desde índices para identificarlo, manejos e implementación de tecnologías.

Reacciones de las vacas lecheras a la subida de la temperatura ambiental

Entre los 5 - 15°C de temperatura ambiental los bovinos apenas encuentran dificultades para mantener su temperatura corporal constante; se dice que se encuentran en el llamado intervalo de neutralidad térmica. Por encima de los 15°C comienzan a activarse los mecanismos termorreguladores del organismo, identificados en primer lugar con la intensificación de la expulsión del calor corporal y en segundo con la reducción de la producción de éste mismo.

Del cuerpo de un bovino el calor se libera espontáneamente por radiación, conducción y convección como mencionamos anteriormente. Para que así siga ocurriendo a pesar de la dificultad que entraña la elevación de la temperatura ambiental, se hace necesaria cierta adaptación que implica diversas modificaciones fisiológicas y etológicas, que, incentivando esas tres vías de transferencia calórica, contribuyen al mantenimiento de la homeotermia. Conforme al aumento de la temperatura ambiental se da paso a la disipación del calor a las llamadas pérdidas evaporativas, no en vano se basan en la absorción del calor subyacente con que discurre la evaporación del agua corporal, fenómeno que se desarrolla tanto en los pulmones (inspiración/espiración del aire) como en la cara externa de la piel (sudoración).

El calor se genera en el transcurso de los procesos digestivos y metabólicos, lo que explica las dos clases de respuestas de los bovinos incapaces de eliminar en su justa medida todo ese calor. La primera respuesta consiste en una disminución del consumo de alimento para aminorar la termogénesis asociada a su digestión (calor de fermentación ruminal) y posterior asimilación de sus constituyentes. Obviamente, cuanta más alta sean la temperatura ambiental y la humedad relativa más intensa será dicha disminución, pudiendo variar de moderada a drástica. Además, de esta variación cuantitativa de la ingestión tiene lugar otra de tipo cualitativo, la cual desciende el consumo de alimentos fibrosos.

En situación de estrés calórico, las vacas entran en una especie de aletargamiento o pereza generalizada para toda clase de movimientos y que, como consecuencia de la ralentización del metabolismo productivo, experimentan un descenso de su productividad, por eso es importante la identificación a tiempo de estos síntomas.

Índices de estrés

A través del tiempo se han investigado los umbrales, en que los factores ambientales adversos producen estrés calórico en los bovinos, de manera que se intenta prevenir su efecto negativo.

A pesar del esfuerzo realizado, la forma más segura de identificar el estrés es a través de la respuesta del animal. Por ello, se han desarrollado diferentes índices entre estos temperatura-humedad.

La Universidad de Nebraska desarrolló un índice simple, denominado escala de jadeo; único índice basado en el comportamiento del animal, por lo que se propone como herramienta de manejo práctica.

Este índice cuenta con 5 puntajes que van desde el 0 al 4 y describe cada uno de ellos.

Cuadro I. Descripción de la escala de jadeo.

Puntaje	Descripción
0	Respiración normal, -60 o menos exhalaciones por minuto (emp).
1	Respiración ligeramente elevada, 60-90 emp.
2	Jadeo moderado y/o presencia de babas o pequeñas cantidad de saliva, 90-120 emp.
3	Jadeo grave con la boca abierta, saliva usualmente presente, 120-150 emp.
4	Jadeo severo con la boca abierta acompañado por proyección de la lengua y excesiva salivación, usualmente la cabeza y el cuello se encuentra extendido.

Otro índice muy utilizado en gran parte del mundo fue desarrollado en Tucson Arizona, por Frank Wiersma el cual denomino "índice Termohigrométrico" o ITH, en donde estableció 5 zonas de confort de riesgo para las vacas de leche.

El ITH se calcula de la siguiente manera:

$$ITH=0.81 * T^a + HR/100 * (T^a\text{-}14.4) + 44.6$$

Donde T^a se denomina temperatura ambiental.

Cabe mencionar que un ITH del 72% las vacas no están en riesgo de estrés por calor, entre el 72% y 78% las vacas ya tienen un estrés leves, entre el 79% y el 89% las vacas lecheras entran en un estrés severo, entre el 90% y el 98% las vacas entran en un estrés muy severo y superando el 98% las vacas mueren de un golpe de calor.

En Sinaloa han muerto más de 2,000 vacas por golpe de calor desde el año 2012 hasta finales del 2015, esto por haber llegado a quinta zona de confort que plantea el ITH. Ya que la altura predominante del estado es de 1,000 m sobre el nivel del mar, además de su ubicación en una zona subtropical e intertropical, ha originado que gran parte de su territorio presente altas temperaturas, las cuales son primordialmente cálidas. Presentando una temperatura media anual de 29°C, donde sus temperaturas mínimas promedio son alrededor de 10.5°C en los meses de diciembre y enero y las máximas pueden llegar a superar los 40°C durante los meses de abril a julio, ocasionando grandes pérdidas en el productor además de interferir directamente con las prácticas de bienestar animal.

Métodos para combatir el estrés calórico

Detectado los síntomas del estrés calórico mediante cualquiera de los índices mencionados anteriormente se procederá a contrarrestar dicho factor y síntomas, mediante técnicas de manejo o implementación de tecnologías.

Uno de los métodos más eficaces para disminuir la temperatura corporal de los bovinos es el de utilizar baños en combinación con ventilación forzada. Donde estudios realizados por Harmeret en el año 2000 recomienda la utilización de baño con gota gruesa la cual deberá mojar completamente la piel del bovino, ya que menciona que la utilización de la nebulización con microgotas forman una capa alrededor del pelo del animal y dificulta la evaporación y disminución de calor, siendo entonces el efecto contrario al esperado. La ventilación no "refresca" al animal sino que lo seca, por lo cual favorece la evotranspiración a través de la piel.

Otro método muy utilizado es el de poner sombras, siendo este uno de los más importante para reducción de estrés calórico que puede ser adoptada por los productores, sobre todo la proveniente de la radiación solar directa o indirecta. Para esto se puede recurrir a la implementación de sistemas artificiales y naturales pudiendo ser desde la aplicación de mallas hasta la siembra de árboles, de la cual además estaríamos aportando al medio ambiente.
Con sombras bien diseñadas se reduce de 30 a 50% la carga de calor sobre el animal. Se ha demostrado que cuando se proporciona sombra la producción de leche se incrementa hasta un 12%. Y en combinación con mecanismos de refrescamiento (aspersores de agua y ventiladores), la producción se incrementó hasta 15% (Arias et al. 2008).

En cuanto al manejo para la disminución de estrés calórico es simple pero riguroso; se deben usar las horas más frescas para el ordeño y para que los animales pastoreen, pues si el ordeño empieza tarde, los animales salen a pastorear a las horas más calurosas y activan sus mecanismos de termorregulación como la anorexia voluntaria (Hall, 2000).
En el caso del manejo, se encuentra el sistema de pastoreo o alimentación nocturno, el cual trae consigo que el animal tenga un proceso digestivo en las horas más frescas además de ofrecer en sesiones o segmentos dicho alimento (García López 1983, González, 2010).

También debe considerarse un sistema de alimentación más apropiado para el animal; ya que el menor consumo de los bovinos en situación de estrés calórico obliga a una reformulación de las raciones para dotarlas de una mayor concentración de nutrientes, buscando evitar la caída en la producción y restablecer el equilibrio homeostático perdido de los distintos elementos nutritivos. Es decir una dieta balanceada con alimentos que eviten un mayor incremento calórico a nivel ruminal que en consecuencia pudiera agravar la situación del estrés del animal y pudiera provocarle la muerte (Blanco, 2009) (Solano, 2010).

Conclusiones

En el estado de Sinaloa como en diferentes países tropicales y subtropicales por sus elevadas temperaturas climáticas existe el problema denominado estrés calórico, el cual además de afectar la producción de leche, incurre directamente en las prácticas de bienestar animal. Por ende es importante contrarrestarlas a través de diferentes métodos, los cuales van desde técnicas de manejo hasta la implementación de tecnologías de alimentación las cuales además nos pueden favorecer el medio ambiente como en el caso de la utilización de sombras naturales y la utilización de residuos de cosecha.

Las altas temperaturas influyen en el comportamiento de las vacas, disminuyen su apetito y que afectan la eficiencia de la energía para procesos de producción de leche.

El estrés térmico ha sido identificado cuando la temperatura ambiente excede los 27 °C, la temperatura del punto de rocío excede los 21 °C, la radiación solar igual o superior a 700 Langley/día, velocidad del viento menor a 5 km/hora o superior a 25 km/hora sin olvidar la pluviometría mensual.

Hay evidencias que si estos límites son rebasados, se afecta el Comportamiento de los animales.

Una respuesta natural de los animales domésticos ante el estrés térmico, consiste en una disminución del consumo de alimento. La magnitud de ese descenso está directamente relacionada con el nivel de estrés. Los animales en condiciones de altas temperaturas evitan la producción de calor interna, reduciendo la ingestión de alimentos, la rumia, los movimientos corporales y por último la producción de leche o los procesos productivos.

<u>Estimaciones de los requerimientos de agua necesarios en la ganadería.</u>

Diversos estudios han sido realizados para aproximarnos a las verdaderas necesidades de agua que posee la ganadería vacuna.

Trabajos en la universidad de Illinois sitúan en 8 l/hora los requerimientos aproximados de agua para vacas lecheras

Hay que considerar que un rumiante adulto durante todo un día maneja volúmenes de saliva tan altos como 90 litros, lo cual requiere una elevada ingestión de agua y sales minerales además de considerar el alto % del peso corporal que en los rumiantes constituye el agua y la importancia de todo el proceso digestivo ruminal que se desarrolla en medio acuoso.

El contenido de agua del cuerpo del animal varía considerablemente influyendo la edad y la cantidad de grasa existente en los tejidos como promedio el contenido hídrico del cuerpo se estima entre un 70 - 75 % del peso corporal. La función del agua en el organismo es muy variada y todos muy importantes. Un animal puede morir más rápidamente si se le priva de agua que si se priva de alimento Tabla No. 9. El agua tiene un papel de disolvente, en el cual es transportado por el organismo todos los nutrimentos y al que se vierten los desechos.

EFECTO DE PRIVAR DE AGUA POR 72 HORAS A VACAS HOLSTEIN DE 20 KG LECHE/DIA.

EFECTOS ENCONTRADOS

☿ Pérdidas de 100 kg de PV.
☿ Tasa de respiración y contracción ruminal disminuye un 50 %.
☿ Temperatura corporal se incrementa en .5 °C
☿ El consumo de materia seca disminuye a menos del 10 % del consumo
   Normal.
☿ La producción de leche baja en las primeras 24 horas y al tercer día es sólo
   del 28 % respecto al normal.
☿ Se incrementó el sodio (después de las primeras 4 horas). La

Osmoralidad (después de 24 horas). La urea (después de 36 horas). El
Cobre (después de 48 horas, el magnesio y la proteína total (después de
62 horas) el volumen celular (después de 38 horas)

Es conocido que una gran parte de las reacciones químicas del organismo
tienen lugar en el medio acuoso. Por las características del gran calor
específico del agua, son posibles variaciones en la producción de calor en el
interior del animal. Sin que se altere la temperatura corporal. El agua juega un
importante papel en la regulación de la temperatura del organismo a través de
su evaporación por los pulmones y la piel.

Las vías principales a través de los cuales pierde agua el animal son: La orina,
las heces. La evaporación a partir de los pulmones y piel, y por el sudor de las
glándulas sudoríparas en los períodos de intenso calor.

El agua que necesitan los animales la puede obtener fundamentalmente por
tres fuente:

El agua sobre los alimentos
El agua de beber
El agua metabólica producida por la degradación de los nutrimentos en el
interior de los organismos.

Se estima que un 1 kg de carbohidratos libere 560 g de agua y que 1 kg de
proteína aporte 450 g de agua.

Existen varios factores que afectan la ingestión de agua como son: La
temperatura ambiente, composición y nivel de consumo de alimento, peso del
animal, producción de leche y contenido de agua en el alimento. Tabla No. 10.
Hay tipos de nutrimento que provocan aumento en el consumo de agua dietas
altas en proteína, consumo de heno y ensilaje, mientras otros como la
presencia alta de nitratos en el agua o en los alimentos reducen la ingestión de
agua.

Tabla No. 10
CONSUMO DE AGUA PARA GANADO LECHERO

Temperatura (°C)				
Peso vivo (kg)	Prod. leche (kg).	20°	25°	30° ó más
(Novilla)				Lt./día
100	-	8	10	13
200	-	15	18	24
400	-	25	24	31
600[1]	-	30	40	58
(vacas seca)	-			
500[1]	-	30	32	45
700[1]	-	38	46	60
(vacas lactando)				
600	10[2]	48	56	68
	20[2]	88	104	96
	40[2]	108	124	152
	50[2]	128	148	180

1. Mantenimiento y preñez
2. Mantenimiento y producción de leche

Tabla No. 11

CÁLCULO DE CONSUMO DE AGUA.- INGLESES

Estado fisiológico	Temperatura ambiente °C	Ingestión de agua Litros/kg M. seca consumida
- Requerimiento para animal con 100 kg o más (no gestante ni lactante)	10- 15	3.6
	15 - 21	4.1
	21 - 27	4.7
	más de 27	5.5

- En vacas gestantes - multiplique por 1.5
- Vacas lactantes en pastoreo. Multiplique por 1.5 y adicione 0.87 litro de agua por litro de leche.
- Vacas lactantes estabulada.- añadir 0.87 litros de agua por litro de leche

Los alimentos muy jugosos reducen también el consumo de agua de beber y ocurre lo contrario con los alimentos secos, estimándose consumir entre 3-4 litros de agua /kg de materia seca. El criterio de los ingleses en el consumo de agua se aprecia en la tabla No. 11.

Necesidad de la complementación mineral

Es generalmente reconocido que minerales como el calcio, fósforo, iodo, azufre, magnesio, cobalto, zinc, manganeso, cobre, hierro, potasio, selenio y molibdeno cubren funciones esenciales para el cuerpo de los animales y son necesarios que estén presentes en los alimentos de los animales. Muchos de estos minerales son deficientes en los alimentos, en Cuba suelen ser deficitarios el fósforo, calcio, cobalto, magnesio y cobre entre otros y resulta muy necesario su adición en la ración. Una deficiencia en algunos de ellos repercuten en funciones vitales de producción o de reproducción.
La concentración estimada de macro y micro elementos en el organismo se reportan en la tabla No. 12.

Tabla No. 12

CONCENTRACIÓN EN EL ORGANISMO ANIMAL DE MACRO Y MICROELEMENTOS

Macroelementos	%	Microelementos	Ppm o mg/kg
Calcio	1.5	Hierro	20 - 80
Fósforo	1.0	Zinc	10 - 50
Potasio	0.2	Cobre	1 - 5
Sodio	0.16	Manganeso	0.2 - 0.5

Cloro	0.11	Yodo	0.3 - 0.5
Azufre	0.15	Cobalto	0.02 - 0.1
Magnesio	0.04	Molibdeno	1 - 4
-	-	Selenio	-

<u>Calcio y fósforo</u>

Dentro de los minerales del cuerpo el calcio y el fósforo constituyen un 70 % y a su vez están muy vinculados con otros en el metabolismo para su mejor asimilación necesitan de la presencia de la vitamina D, la cual es obtenida por exposición directa al sol, consumo de forraje o supliéndola en la dieta.

Los forrajes de leguminosas son fuentes excelentes de calcio pero resultan ser relativamente bajas en fósforo. Ensilados de maíz y sorgo son bajos en ambos elementos.

El fosfato dicalcico es una buena variante por contener calcio y fósforo y pueden ser mezclado con los granos o con las dietas básicas.

Otro ejemplo sería en dietas de leguminosas rica en calcio usan fosfato monosódico que aporta fósforo y nada de calcio, ver tabla.13

Diferentes fuentes de suplementación de calcio y fósforo

Fuente	Porciento de fósforo	Porciento de calcio
Fosfato dicalcico	18 - 20	22 - 25
Harina de hueso	14 - 15	28 - 30
Fosfato monosódico	20 - 25	-
Fosfato trisódico	20 - 25	-
Fosfato disódico	20 - 25	-
Carbonato de calcio	-	36 - 40
<u>Cloruro de sodio</u>	Puede ser deficiente en algunas zonas, pero se	

	corrige agregando adecuada cantidades de estos elementos, adicionando sal común en las raciones.
Azufre.	Constituye un mineral bastante deficitario obteniéndose clara respuestas con su uso se hace imprescindible en las dietas de urea, en raciones se sugiere relación N: S de10:1 a 12:1.
cobalto, zinc, manganeso, hierro, potasio, selenio y molibdeno	Estos minerales suelen ser obtenidos en cantidades adecuadas en una alimentación normal en vacas lecheras. Aunque debe tenerse en cuenta la variación que sufren con la edad del pasto. Tabla No. 14. Minerales trazas y otros elementos pueden encontrase en mezclas comerciales que pueden contener todos los elementos necesarios para ir resolviendo deficiencias.

VARIACION DE LA COMPOSICION MINERAL CON LA EDAD EN LOS PASTOS O FORRAJES

Tipo de pasto	Edad del pasto (días)	Composición mineral (base seca					
		P %	K %	Ca %	Mg %	Zn Ppm	MN Ppm
Pasto guinea (Panicum maximum)	14	0.18	2.24	0.41	0.28	38	-
	28	0.14	2.33	0.34	0.23	34	-
	42	0.13	2.80	0.34	0.20	36	-
	56	0.10	2.64	0.34	0.17	32	-
	70	0.08	2.53	0.31	0.14	32	-
Pasto elefante (Pennisetum purpureum)	28	0.33	2.38	0.61	0.42	40	138
	84	0.15	1.20	0.38	0.28	28	111
	140	0.12	0.37	0.66	0.39	31	317

Pasto Jaragua	28	0.28	1.68	0.40	0.46	51	-
(Hiparrenia rufa)	56	0.17	0.63	0.20	0.36	30	-
	84	0.11	0.57	0.23	0.58	37	-

El cuidado que requiere el análisis de los minerales en los pastos que utilizamos se evidencia con claridad cuando analizamos tabla (15) la variabilidad que presentan estos alimentos en las condiciones tropicales

Tabla No. 15

CONCENTRACION DE MINERALES EN FORRAJES DE LATINOAMERICA.

Elementos	No. de muestras	Niveles deficientes	Muestras con niveles deficientes
Calcio	1123	0-0.30 %	31.1 %
Cobalto	140	0-0.10 ppm	43.1 %
Cobre	236	0-10 ppm	46.6 %
Hierro	256	0-100 ppm	24.1 %
Magnesio	290	0-0.20 %	35.2 %
Manganeso	293	0-40 ppm	21.0 &
Molibdeno	133	0-3 ppm	86.4 %
Fósforo	1129	0-0.30 %	72.8 %
Potasio	198	0-0.80 %	15.1 %
Sodio	146	0-0.10 %	59.5 %
Zinc	177	0-50 ppm	74.6 %

ADITIVOS

Hay muchísimos alimentos que contienen ingredientes que no son nutrimento pero sin embargo, realizan importantes funciones. Mencionaremos algunos aditivos que suelen ser más comunes indicando sus funciones y recomendaciones más corrientes.

Aditivos	Funciones	Recomendaciones
Antibiótico	Reduce el strees nutricional y ambiental y estimula las respuestas en animales jóvenes.	Los terneros ganan de pesos visiblemente. No tienen efectos en novillas o vacas.
Bentonita	Es un mineral que posee propiedades adsorbidas y mayor tiempo de retención en Rumen y hace lento el pasaje del alimento.	Puede corregir la depresión de grasas en la leche, adicionando en mezclas de granos
Subproductos fermentados	Proveen vitaminas B y permite influenciar en la función y eficiencia ruminal.	No necesita en dietas bien balanceadas o en vacas sin strees.
Acido fórmico	Se utiliza como preservante en forrajes al cual lo acidifica.	Adicionar 0.5 a 1 % al forraje mejora la preservación
Materiales estrogénicos	Incrementa el crecimiento de la glándula mamaria en novillas.	No beneficia el crecimiento de la novilla, no hay efecto sobre la concepción.
Algas	Planta acuáticas altas en contenidos proteico y mineral la cual contiene minerales trazas y no esenciales.	Pocas investigaciones realizadas en rumiantes
Larvicida	Previene el desarrollo de	El ganado puede

	larvas de moscas en las excretas.	consumir diariamente el reciclaje.
Lecitina	Fosfolípidos esenciales en la asimilación y transporte de grasa para trasmisión de nervios.	Las raciones diarias contienen adecuadas colina lo cual es usadas en síntesis de lecitina. Es muy usado en reemplazadores de leche para incrementar las propiedades de dispersión.
Oxido de magnesio	Fuente de magnesio (54 % del peso)	La depresión en grasas de la leche puede ser corregida con 250 g/vaca/día. Mejores respuestas son logradas si se combina con bicarbonato de sodio. El óxido de magnesio es poco palatable.
Análogos de hidroxi metionina	Para formación de aminoácidos esenciales, metionina la cual incrementa la grasa en la leche.	La respuesta en producción de leche no son consistentes y pudiera ser conveniente sólo en altas productoras, la grasa puede incrementarse si adicionamos 0.25 a 0.3 % de análogos en dietas con granos
Monensin	Antibiótico que altera la fermentación del Rumen incrementando el ácido	Buenos resultados en ganados de carne y poco usado en ganado de

	propiónico y disminuyendo el ácido acético. Mejora el engorde y la eficiencia del alimento en ganado de carne.	leche.
Acido propiónico	Se utiliza como un preservante de alimento, es un ácido graso normal en el Rumen.	Adicionar 0.5 a 1 % en el alimento
Propilen glicol	Líquido o producto seco convertido en el hígado en azúcar de la sangre.	Forma efectiva para prevenir cetosis primaria por mantenimiento de niveles de azúcar en sangre puede ser administrados antes del alimento es poco palatable.
Bicarbonato de sodio	Neutraliza la acidez del Rumen y nivela el pH. Puede influir en cambios de fermentación y tipos de ácidos grasos producidos (Mayor acetato y butirato y menos propiónato, normalmente se encuentra en la saliva y Rumen.	Para eliminar la depresión de la grasa con dietas altas en granos se recomiendan 250 gramos/vaca/día
Tiroxina	Incrementa los niveles de hormonas, tiroides la cual la incrementa la tasa de metabolismo. La producción de leche puede incrementarse aunque erráticamente a veces.	No se recomienda en animales jóvenes. Los costos pueden ser superiores al incremento productivo, posee baja eficiencia.

Desparasitantes	Previene el crecimiento de parásitos en el tracto digestivo.	Ofrece muy buenos resultados en cualquier categoría si el problema parasitario existe.
Levadura	Levadura es una fuente de vitamina D y complejo B. Facilita cambios en el patrón de fermentación en el Rumen.	No se recomiendan como nutrimento por su costo, aunque como fuente proteica en sustituto lechero es viable.
Zeolita	Es un aluminio silicato de amplio uso mejora pH ruminal, incrementa grasa en la leche y estabiliza el equilibrio ácido base entre otras funciones	Utilizada al 2 % de las raciones de suplementos, mejora los componentes de la leche y en niveles de 0.5 a 1 % mejora la eficiencia de los ensilajes

Capitulo III

ESTRATEGIAS SOSTENIBLES PARA DESARROLLAR LA PRODUCCION BOVINA

- Agricultura Sostenible.

Son múltiples los conceptos y definiciones que existen en la actualidad alrededor de la denominada Agricultura Sostenible. Por este motivo, es preferible señalar que los sistemas sostenibles tienen el reto de satisfacer las crecientes necesidades de las generaciones presentes, sin comprometer las posibilidades de las futuras, esencialmente en lo relacionado con el uso de los recursos naturales. En este sentido es ilustrativa la sentencia: "la tierra no la heredamos de nuestros padres, la pedimos prestada a nuestros hijos."

Los sistemas sostenibles deben satisfacer siete aspectos fundamentales:

Productividad biológica.

Viabilidad económica.

Estabilidad en el tiempo.

Capacidad de adaptación y recuperación (resiliencia).

Proteger al medio ambiente.

Equidad social.

Aceptación cultural

Producción animal. Papel de los rumiantes

Los sistemas de producción animal existentes pueden enmarcarse en:

* Producción avícola a gran escala y a nivel de patio.

* Producción porcina en gran escala y a pequeño nivel en fincas integradas.

* Producción intensiva de leche en gran escala y lecherías de doble propósito.

* Fincas integradas agrícolas / ganaderas.

* Sistemas trashumantes y de pastoreo extensivo.

Estos sistemas en primer término son productores de proteína de origen animal, que desempeñan un papel decisivo en la nutrición y desarrollo humano. Aunque puede decirse que actúan como transformadores de alimentos de origen vegetal en otros de alto valor biológico para el ser humano. En los países subdesarrollados, el 52% del consumo energético humano proviene de los cereales y el 76% del proteico es de origen vegetal. En cambio, en los países desarrollados el 57% de los cereales utilizados se dedican al consumo animal. Estos elementos indican la injustificada competencia entre los hombres y los animales por el consumo de cereales.

Por otro lado, los cereales son más eficientemente convertidos en carne por las aves y cerdos que por los rumiantes, donde la vaca de leche puede ser más eficiente en la producción de proteína que la gallina ponedora, aun a niveles medios de producción de leche (3600 kg/año). En cambio, la producción de carne vacuna ocupa el último lugar para todos los indicadores de eficiencia nutricional (proteína o energía consumible a partir del consumo de energía digestiva del animal. Aunque las necesidades nutritivas para la producción de carne son más sencillas que para la producción de leche, tanto en diversidad de nutrimentos como en cantidades.

Producción Bovina Tropical Sostenible

• El rumiante se comporta eficientemente con dietas basadas en pastos, por su capacidad para utilizar la fibra. En la producción bovina es posible utilizar subproductos y residuos agrícolas e industriales de naturaleza fibrosa, grandes cantidades de nitrógeno no proteico (NNP), pastoreo en áreas marginales no arables (escabrosas, costeras, de difícil acceso, etc.) y otros recursos de bajo costo que no compiten con el hombre u otros animales en alimentos o tierras arables.
En este ámbito se han desarrollado los Sistemas Sostenibles de Bajos Insumos Externos (LEISA, siglas en inglés), aunque en sistemas de lecherías especializadas es más factible aplicar un mayor grado de intensificación. La producción de leche en pastoreo es el sistema predominante en América Latina y la forma más económica de alimentar los rebaños lecheros de mediana o baja producción. Estos sistemas pueden incrementar su eficiencia con la introducción de pastos mejorados, para evolucionar hacia sistemas de doble propósito o integrándose con actividades agrícolas y forestales (Agroforestería). Para su entendimiento y posible transformación es preciso el análisis del ambiente interno y externo del sistema de producción lechera lo que muestra su complejidad, por los múltiples factores que intervienen. El núcleo del ambiente interno es la finca lechera, donde se manifiestan las interacciones e interrelaciones entre el suelo, las plantas y los animales, bajo la dirección del hombre. En éste inciden otros elementos: mano de

obra, ordeño y calidad de la leche, reproducción, equipos e implementos y salud animal, entre otros. En el ambiente externo, intervienen: las políticas gubernamentales, industrias procesadoras, intermediarios, suministradores y el mercado nacional y extranjero, entre otros factores que se relacionan con la producción lechera.

La Producción Bovina Tropical Sostenible (PBTS), implica los conceptos antes expuestos sobre Agricultura Sostenible, Sistemas de Producción Animal y las particularidades productivas de los bovinos en el entorno de las complejidades de los Sistemas de Producción Lechera. Los componentes de la PBTS son:

- Nutrición Ecológica.

- Alimentación Racional.

Ordenamiento y Manejo de los Recursos:

1. .Humanos

2. Naturales

3. Materiales

4. Financieros

En el análisis de los componentes: Nutrición Ecológica y Alimentación Racional es preciso abordar los principios nutricionales basados en los conocimientos actualizados sobre los conceptos bioquímicos y fisiológicos que rigen la nutrición de rumiantes, aplicados a la práctica zootécnica. Así como los elementos básicos para un manejo racional de pastoreo, dentro de las múltiples interacciones de la relación suelo-planta-animal-hombre, centro del sistema bovino sostenible.

III. PRINCIPIOS DE LA NUTRICION DE RUMIANTES

El conocimiento de los diferentes aspectos que intervienen en la producción
bovino, requiere del estudio multidisciplinario de los procesos nutricionales que
ocurren en el rumiante y de las interrelaciones entre la digestión y el
metabolismo. Esta es la fundamentación fisiológica de una mayor asimilación
y eficiencia de utilización de los nutrimentos de la ración y base para entender
las alteraciones que se producen por las condiciones de manejo.

La digestión en los rumiantes

Los rumiantes constituyen la forma más evolucionada de los herbívoros,
debido a las características de su sistema digestivo. La simbiosis que realiza el
rumiante con la numerosa y variada población microbiana que habita el primer
compartimiento estomacal, el retículo-rumen, es el atributo cardinal del género
y base de la función productiva que ocupa en el mundo.

El desarrollo del rumen es un proceso complicado donde se involucran
aspectos nutricionales, fisiológicos, anatómicos y microbiológicos. La
importancia de la dieta sobre la evolución del estómago (desarrollo del rumen)
ha sido demostrada fehacientemente y se ha concluido que el aumento en
peso y volumen del órgano depende del régimen alimentario. La característica
hasta los 9 meses de edad es la inversión en la relación de crecimiento entre el
abomaso y el rumen, indispensable para el establecimiento de la fermentación
de los alimentos que ingiere el animal y el funcionamiento de la relación
rumen-rumiante.

En los rumiantes el 80% de los carbohidratos digeribles son
asimilados en el estómago, mientras que el 94% del nitrógeno, 84% de las
grasas y 75% de las sustancias minerales son asimilados en el intestino
delgado. El intestino grueso asimila todas las sustancias, pero en pequeñas
cantidades (5-10%),

Fermentación ruminal

En la nutrición de rumiantes, es clave entender los mecanismos envueltos en la fermentación de los alimentos y en la disponibilidad de los productos finales de la fermentación ruminal para ser absorbidos por el animal. En este sentido es primordial conocer los mecanismos que controlan el ambiente ruminal:

Tipos y cantidades de alimentos ingeridos (CONSUMO).

Mezclado periódico (MOTILIDAD).

Secreción salival (SALIVACIÓN).

Rumiación de los alimentos (RUMIA).

Difusión hacia el rumen (DIFUSION).

Absorción hacia la sangre (ABSORCION).

Paso fuera del rumen (PASAJE).

El ecosistema microbiano ruminal es complejo y su estabilidad depende de la dieta, su manejo y del mantenimiento del ambiente ruminal, el que sólo en circunstancias anormales es drásticamente perturbado.

En el rumen los principales agentes para degradar los carbohidratos son bacterias anaerobias, protozoos y hongos.

Las bacterias anaerobias son los principales agentes para fermentar los carbohidratos de las paredes celulares de las plantas, pero los hongos ficomicetos anaerobios, pueden en ocasiones ser extremadamente importantes. Estos parecen ser los primeros organismos en colonizar las paredes celulares de las plantas con sus hifas, lo que permite que la fermentación bacteriana comience.

Algunos microorganismos del rumen sintetizan enzimas que degradan la mayoría de los complejos de las plantas, mientras que otros usan compuestos simples, como la celobiosa y la glucosa. Algunas bacterias usan los productos de la fermentación de otras y esta eliminación de los productos finales, permite la fermentación subsiguiente del alimento por la primera bacteria.

Los productos finales de la fermentación de todas las dietas en el rumen son los ácidos grasos volátiles (AGV), acético, propiónico y butírico, dióxido de carbono (CO_2) y metano (CH_4). La importancia de los AGV como el principal sustrato energético del rumiante fue señalada hace 60 años, cuando se demostró que los AGV producidos durante la fermentación ruminal podían pasar directamente a la sangre. Se ha estimado que el 76% de los AGV producidos en el rumen son absorbidos a través de sus paredes y que alrededor del 60%, en función de la dieta, representa la energía digerida como AGV en el tracto digestivo.

Las pérdidas energéticas de la fermentación ruminal se producen en forma de calor y CH_4. El ATP producido durante la conversión del alimento en AGV o en compuestos intermedios, es la principal fuente de energía para el crecimiento de los microorganismos.

Digestión intestinal

Algunos de los alimentos potencialmente digestibles escapan a la fermentación ruminal y serán digeridos en los intestinos. Los alimentos que escapan a la fermentación son descritos como nutrimentos de sobrepaso (bypass), ya sea normalmente o producto de la manipulación (tratamiento con formaldehido o calor de las fuentes proteicas).
El concepto que se emplea es que proteína de sobrepaso (bypass protein) es aquella porción de una fuente proteica que escapa intacta del rumen y está disponible para ser digerida en los intestinos. Este concepto es por igual aplicable a la energía, en forma de almidón o grasa.

Desventajas de la fermentación ruminal

Uno de los costos del modo de digestión de los rumiantes, es que la fermentación ruminal de los alimentos, trae consigo que hasta un 20% de la EM consumida se pueda perder como calor y CH_4. La cifra de las pérdidas depende del tenor fibroso de la ración y del suministro de los nutrientes requeridos para el crecimiento microbiano.

Una segunda desventaja, es que las proteínas que son fermentadas en el rumen, se pierden como fuentes de aminoácidos. Además, la fermentación de las proteínas es ineficiente como fuente de energía, en forma de ATP, para el crecimiento microbiano y el N que aportan para la síntesis de proteína microbiana, puede ser suministrado en formas elementales (NNP como urea).

Aunque la principal limitante para la síntesis ruminal de proteína (crecimiento microbiano) son las condiciones anaerobias del órgano, al reducir la disponibilidad de ATP para el crecimiento microbiano. Su eficiencia se expresa en términos de Y_{ATP}, que es la cantidad de células microbianas producidas por mol de ATP disponible (g de células/mol ATP).

Síntesis de proteína microbiana

El suministro constante de carbohidratos solubles para mantener la fermentación y el suministro de precursores para el crecimiento microbiano, son de vital importancia para el uso eficiente del ATP. Las velocidades de fermentación y asimilación deben estar sincronizadas para permitir la completa disponibilidad de amoniaco (NH_3), azufre, péptidos, aminoácidos y otros nutrimentos requeridos por los microorganismos.

Del 40 al 60% de la MS de las células microbianas son proteínas, por lo que la síntesis de aminoácidos y proteínas son las reacciones que más ATP requieren. El NH_3 es sumamente importante para la señalada síntesis, las reacciones que lo fijan en aminoácidos requieren ATP de modo general, aunque esto puede depender de la concentración ruminal de NH_3. El nivel óptimo de NH_3 en el contenido ruminal depende de la dieta y puede variar desde niveles bajos (5-8 mg N-NH_3/100 ml) hasta considerablemente altos (15-20 mg N-NH_3/100 ml).

Los microorganismos sintetizados en el rumen son digeridos en un 80% en el intestino delgado y están compuestos por: 60% de proteína, 20% ácidos nucleicos, 10% polisacáridos y 10% lípidos. Los AGV absorbidos y las células microbianas digeridas aportan al animal como sustratos disponibles: 60-70%

como AGV, 20% aminoácidos, 40% carbohidratos y lípidos 8%.

Metabolismo intermedio en el rumiante

Los metabolitos necesarios para las diversas funciones: trabajo, crecimiento, reproducción y producción de leche del rumiante son:

Energía para la oxidación, acetato y butirato (energía C_2).

Energía glucogénica, propionato y glucosa (energía $C_3 + C_{6)}$.

Aminoácidos, proteína microbiana y de sobrepaso.

Ácidos grasos de cadena larga, origen microbiano y dietético (AGCL).

Las interrelaciones e interacciones de estos compuestos, son la base del metabolismo intermedio del rumiante.

Metabolismo energético

La eficiencia de utilización de los AGV dependerá de la disponibilidad neta de ATP o de la proporción de energía glucogénica ($C_3 + C6$) en el total de energía de los AGV. Los rumiantes utilizarán ineficientemente el acetato sólo cuando exista una deficiencia de precursores glucogénicos y los AGCL, sintetizados del acetato, sean subsecuentemente degradados.

Glucosa

En el rumiante la glucosa es fermentada a AGV en el rumen y sólo una pequeña proporción de la contenida en la dieta puede ser absorbida en el intestino delgado. En almidones relativamente resistentes a la fermentación ruminal (maíz, arroz, sorgo) una proporción del ingerido puede pasar al intestino delgado donde es digerido y absorbido como glucosa.

La glucosa es un metabolito esencial para varios tejidos, en particular, los eritrocitos y el cerebro, además su oxidación es necesaria para la formación de cofactores reducidos, indispensables para la síntesis de AGCL, en forma de $NADPH_2$.

En una ración basada en forrajes tropicales, se absorberá poca glucosa y la síntesis de glucosa a partir del ácido propionato y aminoácidos glucogénicos (gluconeogénesis hepática), deberá ofrecer la glucosa para las funciones esenciales y para la producción. Esta condición alimentaria limitará la productividad del animal, en ausencia de almidones o grasas de sobrepaso.

En dietas de forrajes, el ácido propionato obtenido de la fermentación ruminal, aportará del 80-90% de la glucosa sintetizada. Por ejemplo, en una oveja en mantenimiento, alimentada con forrajes, sólo 5 a 10 g/día de glucosa se absorben en el intestino, pero se sintetizan de 80 a 120 g/día, mediante la gluconeogénesis hepática a partir del propionato absorbido del rumen, de esta forma el 20% de la energía disponible es utilizada para sintetizar glucosa. La contribución de los aminoácidos a la gluconeogénesis es probablemente baja, por la competencia para la síntesis proteica, en dependencia del estado fisiológico del animal.

Lípidos

Los AGCL liberados de la grasa dietética por hidrólisis en el rumen, son mayoritariamente hidrogenados para dar ácidos grasos saturados. Estos son absorbidos eficientemente en el intestino delgado y en dependencia de la dieta, pueden aportar del 7 al 10% de la ED de la ración.

La síntesis de AGCL a partir del acetato ruminal, se incrementa cuando los productos absorbidos del tracto digestivo, tienen una baja relación proteína/energía, por ello los animales tienden a depositar más grasa con dietas donde hay poco aporte de proteína dietética digerida en los intestinos (proteína sobrepasante). De este modo compensan la baja disponibilidad de nutrimentos proteicos, lo que explicaría el alto contenido graso de la leche de búfala o el depósito de grasa en la base de la cola de algunas razas ovinas de zonas desérticas (persa, Cabeza Negra o Somalí y Awassi).

Para sintetizar un mol de palmitato (C-16), se requieren 14 moles del cofactor $NADPH_2$, que se producen por la oxidación de 1.17 moles de glucosa, por la vía del Ciclo de las Pentosa Fosfato, más la glucosa que se convierte en el glicerol necesario para la esterificación de los 3 moles de palmitato, contenidos en la tripalmitina (triacilglicérido o grasa neutra). Se requieren 148 moles de ATP/mol de tripalmitina, provenientes de la oxidación de 4.2 moles de acetato y para el $NADPH_2$ necesario, se requieren 4 moles de glucosa u 89 g de glucosa/100 g de grasa.

El catabolismo de los AGCL, ofrece acetato sanguíneo y ácidos grasos libres (AGL) que se pueden incorporar directamente a los tejidos y a la leche. En parte los lípidos del tejido adiposo pueden surgir de los AGCL que circulan en la sangre proveniente de la dieta.

Metabolismo de la vaca lechera

- El análisis de la fermentación ruminal, conduce a reconocer que los efectos de la alimentación en la secreción láctea de los rumiantes, es más complicado que en los monogástricos. Esto obedece a la gran diversidad de productos finales de la digestión y sus variables proporciones, dependientes de la interacción dieta-patrón de fermentación microbiana.

Además, requiere tener en cuenta, el nivel en que las reservas de energía, almacenadas en el cuerpo durante el período seco, son llevadas a la leche durante la lactancia. En animales de potencial lechero puede promediar 0.72 kg/día de grasa pura y en vacas de alto potencial puede fluctuar entre 1-2 kg/día.

Se reconoce que todos los principales productos finales de la digestión desempeñan un importante papel en la síntesis láctea. Las interrelaciones metabólicas dependen de las necesidades de nutrimentos de sobrepaso y del grado en que los tejidos son movilizados, lo que está en función de la naturaleza de la fermentación ruminal: proporciones de AGV (patrón de fermentación), eficiencia del crecimiento microbiano (Y_{ATP}) y del estado productivo y fisiológico del animal.

En términos generales se admite que:

- La lactosa surge de la glucosa plasmática.

- La grasa surge del acetato, de los AGCL o de ambos.

- La oxidación de la glucosa ofrece los cofactores reducidos (NADPH$_2$) para la conversión del acetato en AGCL,

- La proteína surge de los aminoácidos plasmáticos.

La alta demanda de nutrimentos que impone la lactancia, es una desventaja para los animales que dependen de la fermentación ruminal. Las necesidades extraordinarias durante la lactancia hacen que se triplique la velocidad de síntesis de glucosa (gluconeogénesis) en comparación con la vaca seca y que del 60-85% de la glucosa sintetizada es utilizada por la glándula mamaria.

En los rumiantes la producción de leche está desbalanceada en lo que se refiere a la relación energía glucogénica/proteína microbiana y la energía glucogénica (C_3 + C_6) proveniente de los AGV es considerablemente menor que la requerida para la síntesis láctea.

En dietas basadas en alimentos fibrosos, donde el acético alcanza altos porcentajes en el contenido ruminal (70 a 80%), la glucosa se destina a la oxidación, para propiciar la síntesis de grasa láctea y corporal. Asimismo, al reducirse la proporción de propionato será mayor la utilización de los aminoácidos para la síntesis de glucosa (gluconeogénesis).

Las necesidades de energía glucogénica son aliviadas cuando se incrementa la absorción intestinal de AGCL de origen dietético y una mayor proporción de la grasa láctea surge de ellos, disminuyendo los requerimientos de glucosa como fuente de NADPH$_2$ a la glándula mamaria. Al estar disponibles las AGCL en el plasma sanguíneo los productos finales de la fermentación ruminal podrían satisfacer los nutrimentos requeridos para la síntesis láctea, principalmente si el propionato alcanzara el 30% de los AGV presentes en el contenido ruminal y, por ende, el acetato se redujera al 50 a 60%.

Las dietas bajas en grasa, generalmente asociadas a una fermentación ruminal baja en propiónico, serán muy ineficientes en el uso de la EM para la producción de leche. Esta situación se exacerba en animales de alto potencial genético, donde ocurren pérdidas excesivas de peso en tales dietas al inicio de la lactancia y los rendimientos lecheros se reducen de modo dramático.

El suministro de nutrimentos sobrepasantes, incrementan las disponibilidades de aminoácidos, glucosa o AGCL, complementando las deficiencias de la fermentación ruminal. En el caso de la proteína, los aminoácidos absorbibles en el intestino delgado se podrían utilizar para sintetizar glucosa, si fuese almidón habría suficiente glucosa disponible, como energía oxidativa o síntesis de lactosa. La grasa sobrepasante ofrecería AGCL que al oxidarse, ahorrarían glucosa y el glicerol acompañante se utilizaría para sintetizar glucosa, además los AGCL se incorporarían a la grasa láctea, en todos los casos se disminuiría la movilización de las reservas corporales.

La complementación con proteína sobrepasante y glucosa, debe incrementar el peso corporal y la producción de leche, especialmente si se suministra alguna grasa en el alimento suplementario, por ejemplo harinas de semillas de oleaginosas. Estos efectos han sido observados en vacas en pastoreo, lo que apoya la hipótesis de la importancia crítica de la disponibilidad de glucosa para el crecimiento y la producción de leche, en dietas bajas en almidón y grasa, donde la producción de propionato en el rumen es baja.

Esto representa el perfil dietético de la mayoría de los rumiantes en el trópico, ilustrado con numerosas evidencia bibliográficas en animales alimentados con pastos y forrajes de gramíneas tropicales, forraje de caña de azúcar, residuos y subproductos fibrosos y de ensayos comparativos entre pastos tropicales y templados.

Consumo voluntario de recursos alimentarios tropicales

Los recursos para la alimentación de los rumiantes pueden ser clasificados en:

- Fibrosos – pastos nativos, naturalizados o artificiales y los residuos y subproductos agrícolas e industriales.

- No fibrosos – harinas proteicas de origen vegetal, granos, sales minerales, fuentes de NNP, residuos y subproductos agrícolas e industriales.

Las gramíneas tropicales constituyen el principal alimento para los más de 3000 millones de bovinos, pequeños rumiantes y herbívoros, que son la fuente fundamental de proteína animal para la población de un gran número de países. Los factores ecológicos, la estructura de las pasturas, los métodos de manejo y las variaciones estacionales, son determinantes en la calidad de los forrajes. En general, las limitaciones para las gramíneas tropicales son:

- Disponibilidad energética (alta fibra y baja digestibilidad).

- Deficiencias de nutrimentos esenciales (principalmente nitrógeno y fósforo).

- Desbalance de nutrimentos (poca energía glucogénica).

- Bajo consumo.

A esto se pueden añadir los factores tóxicos y antinutricionales de muchas leguminosas tropicales. En páginas anteriores hemos abordado las señaladas limitaciones desde el punto de vista digestivo y metabólico, donde el señalado bajo consumo puede considerarse la resultante de variadas y complejas interacciones.

La productividad de los rumiantes está principalmente limitada por la cantidad de alimentos que puedan consumir voluntariamente y por las eficiencias de la digestión y el metabolismo. Por este motivo, la conversión de los nutrimentos del alimento en comestibles por el hombre, dependerá de la magnitud del consumo voluntario y sus limitaciones reducirán la eficiencia global de la transformación alimentaria en productos animales, elementos esenciales para la sostenibilidad bovina.

Factores del animal (Intrínsecos)

• Al considerar los factores que intervienen en la regulación del consumo voluntario, los inherentes al animal (Intrínsecos) tienen en cuenta los aspectos relacionados con la digestión y capacidad del tracto digestivo (factores físicos) y los relacionados con la utilización de los productos de la digestión (factores metabólicos). Entre los factores no determinados por el animal (Extrínsecos) se consideran los relacionados con el pasto y sus características químico-estructurales y con el medio externo en sus consecuencias climáticas, donde se adicionan otros factores relacionados con el hombre o con el ambiente, sin implicaciones climáticas.

La regulación del apetito por el animal (intrínseca) se efectúa mediante la integración de los estímulos en el Sistema Nervioso Central (SNC), éstos son convertidos en señales, que accionan en los receptores y sistemas específicos de detección. Las señales, de orden metabólico o sensorial, actuarán coordinadamente mediante un complejo sistema de naturaleza nerviosa, con una subestructura de reflejos, facilitada o inhibida por centros en el encéfalo, en dos áreas del hipotálamo:

Hipotálamo ventral medio, Centro de la Saciedad.
Hipotálamo lateral, Centro del Hambre y por separado, el Centro de la Rumia.

Las evidencias bibliográficas sobre los factores físicos que regulan el consumo voluntario en rumiantes, llevan a la conclusión de que éstos son las principales limitantes en animales alimentados con pastos y forrajes. El consumo voluntario en estas dietas está limitado por la capacidad del retículo-rumen y por el tiempo de estancia del alimento en el rumen (tiempo de retención, inverso de la velocidad de pasaje).

El contenido digestivo será reducido por ruptura, absorción y por el paso de las fracciones remanentes hacia las partes posteriores del tracto digestivo. En este proceso, el contenido de paredes celulares y de lignina en el forraje, la rumia y la velocidad de pasaje, para la evacuación del órgano, son los factores que dominan la regulación física del consumo voluntario de forrajes.

El consumo voluntario de los forrajes es el criterio más preciso de su valor nutritivo, por ser una medida de la velocidad de digestión de la celulosa, dependiente de la lignificación de la planta. Los constituyentes de la pared celular vegetal (celulosa, hemicelulosa, lignina, compuestos nitrogenados lignificados y proteína ligada a la fibra) limitan el consumo cuando exceden el 60% de la MS del forraje, lo que sucede en la mayoría de las gramíneas tropicales, al ocupar un espacio en el rumen por un mayor tiempo que las fracciones más rápidamente digeribles.

En las leguminosas tropicales, las evidencias disponibles muestran una situación diferente, ya que a pesar de tener similar cantidad de lignina que las gramíneas, se digieren más rápidamente y permanecen menos tiempo en el rumen (retención). Para las leguminosas se ha determinado que la mayor densidad de empaquetamiento de la digesta en el rumen, condiciona un menor tiempo de retención en el órgano y, por ende, un mayor consumo.

Algunos aspectos relacionados con la nutrición vegetal pueden reducir el consumo de los pastos, cuando el contenido mineral de la planta está por debajo de los niveles mínimos aceptables. Para el nitrógeno esto ocurre cuando su nivel es inferior al 1% de la MS del forraje, donde su deficiencia crea una carencia primaria de amoniaco para los microorganismos del rumen, que afecta su actividad y en consecuencia el consumo.

En el orden de los factores intrínsecos (del animal) los controles metabólicos pueden ser de primera importancia en el ámbito del consumo de alimentos voluminosos en el trópico, por las marcadas interacciones y limitantes digestivas y metabólicas discutidas en las secciones anteriores. En este sentido, puede señalarse que el bajo consumo comúnmente observado en rumiantes con recursos alimentarios tropicales es el efecto de un conjunto de factores negativos de orden bromatológico, digestivo y metabólico que pudieran resumirse de la siguiente forma:

Composición Química:

- Bajo nitrógeno y minerales

- Alta fibra.

- Fermentación Ruminal:

- Alta carga digestiva (tiempo de retención).

Complementación estratégica

El complemento puede: reducir el consumo del alimento base, alterar el ambiente ruminal y reducir la eficiencia de utilización de los nutrientes ingeridos. Por el contrario siempre se desea que el suplemento debe: eliminar la sustitución, elevar la contribución del alimento base, incrementar la producción de leche, incrementar la eficiencia de utilización de los nutrimentos, estimular el pastoreo, incrementar la eficiencia del nitrógeno en la dieta y elevar la calidad de la leche.

Los principios de la Suplementación Estratégica se basan en cubrir las deficiencias de nutrimentos de los microorganismos del rumen, en primera instancia y, en consecuencia, las deficiencias del animal. Este procedimiento está basado en aplicar los principios de la nutrición de rumiantes al manejo de la alimentación de los bovinos, que fueron abordados en secciones anteriores.

Los principios de la Complementación Estratégica son:
Utilizar los recursos alimentarios disponibles e identificar sus limitantes nutricionales.

Optimizar la actividad de los microorganismos del rumen, para maximizar la síntesis de proteína microbiana, utilización del alimento y consumo.
Proveer los nutrimentos que complementen los productos finales de la digestión en función de los requerimientos de los animales.

El pastoreo

El pastoreo es el encuentro armonioso y mutuamente beneficioso entre el animal y la hierba.

El manejo racional del pasto que es sinónimo de buen manejo, debe tener en cuenta las características del pastizal y necesidades del animal, unido a la prioritaria protección del suelo. El máximo consumo y producción se obtendrán vinculando, el mejor animal, al pasto idóneo, en el momento adecuado. Para incrementar el consumo se debe:

Utilizar el pasto en el momento óptimo y de acuerdo con el requerimiento animal.

Pastorear en los mejores momentos y condiciones ambientales del día.

complementar de acuerdo con el balance de nutrimentos que el animal requiere.

En condiciones de pastoreo existen interrelaciones entre la planta y el animal que pueden alterar cuantitativamente el orden e importancia de algunos factores de variación en el consumo. Los factores que rigen el consumo del animal en pastoreo son:

Disponibilidad y accesibilidad de hojas.

Posibilidades de selección.

Velocidad de consumo.

Tamaño del bocado.

Velocidad de digestión.

Evacuación ruminal.

Complementación.

Efectos del ambiente climático.

Otros efectos bióticos y abióticos.

El consumo voluntario y el valor nutritivo están afectados por la cantidad de especies de hierbas disponibles y sobre todo por la selección que realiza el animal.

La relación del complejo planta con el complejo animal, durante el pastoreo, hace evidente la imposibilidad de comprender uno, sin entender el otro. En el complejo animal es necesario responder ¿Qué come un animal que pasta? ¿Cuánto puede comer? ¿Qué factores rigen la selección?

El rumiante en pastoreo dispone de un rango amplio de alimento potencial, en forma de especies vegetales, con hojas verdes o maduras, tallos, semillas, inflorescencias, etc. Las características físicas, químicas y nutricionales son particulares y además con diferentes densidades y accesibilidades físicas. De éstas el animal ejerce un alto grado de selección, siempre que le sea posible, lo que puede depender del nivel de hojas disponibles y accesibles.

Si éstas se restringen, la selectividad será baja y ocurrirá lo contrario al liberarse la disponibilidad, entonces la selectividad dependerá del nivel de satisfacción de los requerimientos o del llenado ruminal.

El animal en pastoreo realiza una comida general, en un plano horizontal y una comida específica o selectiva en un plano vertical, lo que es el resultado del instinto y la experiencia.

La hierba seleccionada por los rumiantes tiene mayor contenido de proteína y otros nutrimentos digestibles y menor nivel de fibra que la planta entera. Esto se explica porque el componente ingestión, del comportamiento alimentario en pastoreo, compuesto por: búsqueda, prehensión, masticación somera y deglución, se orienta a la defoliación de los estratos superiores y más densos del césped. En todos los casos las hojas son más nutritivas que los tallos verdes o secos, lo que son ingeridos en menor cuantía, rechazando el material muerto o senescente.

El manejo racional del pastoreo, aplicando los principios nutricionales expuestos y con los métodos y técnicas adecuadas, debe ofrecer un pasto denso, con pocos tallos y abundantes hojas en los estratos superiores del césped.

En condiciones de pastoreo, el consumo voluntario (C) es una función del tiempo gastado en cosechar el alimento (T) y la velocidad de cosecha, que se descompone en velocidad de masticación (M) y tamaño del bocado (B), donde:

$$C = T \times M \times B$$

En las distintas condiciones de pastoreo, los animales tratarán de cubrir sus requerimientos, el tiempo de pastoreo (T) se hará corto cuando hay abundancia y calidad en el pasto, con un máximo de 9 horas. En pastos abundantes pero maduros, el tiempo de pastoreo se prolonga a 11 horas y entre 7 y 8 horas en los pastos jóvenes de países templados.

Los límites de fatiga del animal se alcanzan cuando pasta alrededor de 12 horas, aunque en condiciones de extrema escasez, pueden alcanzar 13 horas de pastoreo.

La vaca lechera realiza dos grandes comidas diarias, que coinciden con la salida y puesta del sol, horas frescas y agradables. El tiempo y distribución diaria del pastoreo, depende de la radiación solar y la temperatura, en los países fríos el 60% del pastoreo es diurno, en el trópico alrededor del 50% es nocturno y el resto en los horarios más frescos del día. La existencia de árboles en el pastizal favorece el pastoreo diurno, ya que los animales aprovechan la sombra y el confort que producen los árboles para pastar.

Los gastos energéticos al cosechar la hierba se incrementan a medida que aumenta el tiempo de pastoreo. Los pastizales de baja calidad, cuartones muy grandes, largas distancias entre las áreas de pastoreo y los lugares de ordeño y abrevadero, aumentan el gasto energético y reducen la energía disponible para la producción. Este aspecto puede agravarse en áreas de relieve ondulado o topografía escabrosa.

La velocidad de consumo o de masticación (M) indica la facilidad con que el animal cosecha el pasto. Los pastos tiernos muestran una disminución de la velocidad de masticación al transcurrir el pastoreo, por la mayor facilidad de cosecha y satisfacerse más rápidamente los requerimientos nutricionales del animal.

El componente más importante de la conducta en pastoreo con respecto al consumo, es el tamaño del bocado (B), expresado en g/bocado. Este influye directamente en el tiempo de pastoreo (T) y en la velocidad de consumo o de masticación (M). Cuando B es pequeño, menos de 0.3 g de MO/bocado, el animal necesita mayor cantidad de mordiscos en el mismo tiempo, o más probable, tendrá que aumentar T para consumir el pasto requerido.

El tamaño del bocado para pastos tropicales jóvenes, promedia 0.34 g de MO/bocado, reduciéndose a 0.17 en pastos maduros contra 0.43 g de MO/bocado en pastos templados. Existen variaciones por tipo, categoría y raza del animal y por sobre todo por las características del pastizal: rendimiento de hojas, edad de rebrote, densidad y accesibilidad y su distribución vertical.

Las hojas disponibles y accesibles son el factor individual de mayor influencia, manifestándose en la disminución del tamaño del bocado, con el tiempo de ocupación del cuartón, al dificultarse la defoliación selectiva que realiza el animal. De igual modo la edad de rebrote y especie de pasto, interaccionan para un tamaño de bocado óptimo.

CONSIDERACIONES FINALES

La primera aplicación del conocimiento al desarrollo humano que marcó una época, fue la Revolución de la Agricultura en los siglos XVII y XVIII, logrando una actividad establecida y capaz de organizar sobre ella a la sociedad.

En la actualidad el conocimiento se continúa aplicando a la tierra, instrumentos, productos, pero sobre todo se aplica al conocimiento mismo, porque el recurso humano se ubica como principio, medio y fin de los cambios.

Desde el punto de vista económico, el recurso humano adquiere gran relevancia, ya que se torna el factor productivo esencial de la competitividad y de la sociedad del futuro.

La sociedad del conocimiento, de la cultura general e integral, basada en el recurso humano calificado, categoriza a los países por su capital de trabajo creativo, con espacios laborales priorizados para los analistas simbólicos, capaces de generar y transferir conocimientos a actividades económicas específicas, como la agricultura.

Con el conocimiento como elemento central, la educación representa la piedra angular de la competitividad de empresas, economías y sociedades, donde educación y cooperación son factores democráticos y niveladores.

Educación, capacitación e información, pueden transformar cualitativamente la agricultura. Las exigencias para una agricultura sostenible pasan esencialmente por el desarrollo de los recursos humanos y no exclusivamente por el desarrollo empresarial y tecnológico.

Se impone un uso racional de los recursos naturales y del medio ambiente y un incremento de las capacidades humanas, que permitan la capitalización y el desarrollo de la agricultura sobre bases sostenibles.

La Producción Bovina Tropical Sostenible, dentro del enfoque sistémico de la agricultura y en las interdependencias técnico-productivas a nivel de finca y en su entorno rural y medioambiental, posee un espacio crítico donde la aplicación de los principios relacionados con la nutrición, alimentación y manejo de los animales y las plantas, pueden aumentar la productividad, estabilidad y resiliencia e influir en la viabilidad económica.

Referencias bibliográficas:

ALDRETE, A. A. *et al.* (2014) Respuesta al estrés por calor en la vaca lechera criolla Holstein en la región Ciénega del estado de Jalisco, México. ABANICO VETERINARIO, IV.

ARIAS, R. A. *et al.* (2008) Factores climáticos que afectan el desempeño productivo del ganado bovino de carne y leche. *Arch. Med. Vet.,* 40.

ARRAIAGO, I. M. (2005) El estrés calórico. Efecto en las vacas lecheras. Buenos Aires, Argentina, Sitio Argentino de Producción Animal.

BADILLO, A. M. (2011) Estrés calórico ene le ganado lechero (Bos Taurus) de la raza Holstein. Facultad de Ingeniería. Querétaro, México, Universidad Autónoma de Querétaro.

CALDERÓN, A. C. (2002) Efecto de un sistema de enfriamiento en la productividad de vacas lecheras bajo estrés calórico. *AGROCIENCIA,* 36**,** 531-539.

CEDEÑO, A. J. R. (2011) Efecto del estrés calórico en el bienestar animal, una revisión en tiempo de cambio climático. *ESPACIENCIA,* 2**,** 15 - 25.

CORREA, C. A. *et al.* (1993) Efecto de un sistema de enfriamiento en la eficiencia productiva y reproductiva de ganado lechero bajo estrés calórico. *AGRIS - FAO.*

DOMÍNGUEZ, J. A. (2008) Teoría para una sociología ambiental. 39.

ESPINOZA, J. *et al.* (2011) Tolerancia al calor y humedad atmosférica de diferentes grupos raciales de ganado bovino. *Rev.MVZ,* 16.

OLIVARES, B. O. *et al.* (2013) Aplicación del índice de confort térmico como estimador del estrés calórico en la producción pecuaria de la Mesa de Guanipa, Anzoátegui, Venezuela. *Zootecnia Tropical,* 31**,** 209-223.

SPILSBURY, M. A. (2012) El cambio climático y su impacto en la producción de alimentos de origen animal. *REDVET,* 13.

BIBLIOGRAFIA RECOMENDADA

Aquino, C.E. 1999. Retos y oportunidades de la agricultura de las Américas, iniciando el siglo XXI. Memorias IV Foro Iberoamericano de Agricultura. Ministerio de la Agricultura, Ciudad de La Habana, Cuba

Altieri, M. 1995. Agroecology. The Science of Sustainable Agriculture. Westview Press, Boulder, USA

Escobar, A. 1990. Novedades en los sistemas de alimentación del ganado productor de leche en América Latina y el Caribe. Consulta de Expertos sobre Alimentación del Ganado para la Producción Lechera Sostenible. Item 6. FAO, Kingston, Jamaica

Fernández-Baca, S. 1992. Avances en la producción de leche y carne en el Trópico Americano, FAO Santiago de Chile, Chile

FAO, 1993. La diversidad de la naturaleza: un patrimonio valioso. Día Mundial de la Alimentación FAO, Roma, Italia

Orskov, 1992. Protein Nutrition in Ruminants. Academic Press, London

Preston, T.R. y Leng, R.A. 1989. Ajustando los sistemas de producción pecuarios a los recursos disponibles. CONDRIT, Cali, Colombia

Preston, T.R. y Murgueito, E. 1992. Strategy for sustainable livestock production in the tropics. CONDRIT, Cali, Colombia

Ruiz, R. y Vázquez, C.M. 1983. Consumo de pastos tropicales: Los Pastos en Cuba, Tomo 2. Utilización EDICA, La Habana, Cuba

Ruiz, R. 1984. Bioquímica Nutricional. Fisiología Digestiva y Metabolismo Intermedio. ENSPES, Ministerio de Educación Superior, La Habana, Cuba (2 tomos)

Ruiz, R. y Alvarez, A. 1997. Pastoreo Racional Intensivo. Principios, conceptos y métodos. La experiencia cubana. Curso Superior Pastoreo Racional Intensivo. IIPF-Rev. Pecuaria Nicaragua, Managua, Nicaragua

Ruiz, R., Monzote, M., Alvarez, A., Valdés, L.R. y Funes-Monzote, F. 2001. Producción Bovina Tropical Sostenible. Conferencias – Curso de Posgrado. IIPF, La Habana, Cuba
Stobbs, T.H., 1976. Milk production per cow and per hectare from tropical pastures. En: Seminario Internacional de Ganadería Tropical. FIRA, Acapulco, México

Voisin, A., 1994. Productividad de la Hierba. Editorial Hemisferio Sur S.A., 2ª. Edición, Buenos Aires, Argentina

www.scielo.cl/pdf/amv/v40n1/art02.pdf
http://www.veterinaria.org/revista/redvet/n101006.html
http://www.navarraagraria.com/n150/arestres.pdf
http://www.produccionbovina.com/clima_y_ambientacion/00-clima_y_ambientacion.htm
http://www.ora.gov.ar/noticias.php?id=317
http://www.fao.org/docrep/008/y9492s/y9492s09.htm
http://www.fao.org/docrep/009/j7927s/j7927s09.htm
http://www.fao.org/search/es/?cx=018170620143701104933%3Aqq82jsfba7w&q=paises+productores+de+leche&cof=FORID%3A9&siteurl=www.fao.org%2Flivestock-environment%2Fes%2F&ref=www.fao.org%2Fthemes%2Fes%2F&ss=8060j6976518j27
http://www.rastreabilidad.org/cadena.php?id=151&s=9
http://es.slideshare.net/FAONoticias/2-15174820
http://www.financierarural.gob.mx/informacionsectorrural/Documents/Monografias/Monograf%C3%ADaBovinoLechero%28nov12%29.pdf
http://www.jornada.unam.mx/2011/12/17/cam-lecheria.html

http://sanchezcastanodaniel.blogspot.com/2012/10/produccion-de-lecheanaderia-de-leche-en.html

http://www.vanguardia.com/historico/39286-alta-eficiencia-en-bovinos-de-doble-proposito

http://es.wikipedia.org/wiki/Estabulaci%C3%B3n

http://www.tornaria.com/3col.php?id_apartado=53

http://basicasdelecheria.blogspot.com/2009/06/estabulacion-total.html

http://www.sagarpa.gob.mx/ganaderia

http://www.google.com.cu/url?sa=i&rct=j&q=&esrc=s&source=images&cd=&ved=0CAUQjhw&url=http%3A%2F%2Fwww.gbcbiotech.com%2Fbovinos%2Fbovinos.html&ei=TYRoVZTkEMKbyASKyoKoBA&bvm=bv.94455598,d.aWw&psig=AFQjCNGXyfknDMccRQhx8I6rJ7d3-uGD8A&ust=1432999307729779

https://books.google.com.cu/books?id=sSStWiHmsy4C&pg=PA57&lpg=PA57&dq=sistema+semiespecializado&source=bl&ots=m8t7wEhEKt&sig=mx4jqT-SdtaiCgbf9LXkaOUHaKQ&hl=es&sa=X&ei=eXRsVcjQOZD9sAS99YGACA&sqi=2&ved=0CE0Q6AEwBw#v=onepage&q=sistema%20semiespecializado&f=false

http://www.bibliociencias.cu/gsdl/collect/tesis/index/assoc/HASH1604.dir/doc.pdf

http://www.fao.org/agriculture/dairy-gateway/produccion-lechera/es/#.VWQqn7Rwu1s

http://www.fao.org/docrep/009/j7927s/j7927s09.htm

https://books.google.com.cu/books?id=BkLBjc-eJFgC&pg=PA59&lpg=PA59&dq=sistemas+de+produccion+de+leche+sagarpa&source=bl&ots=-nsT5fUZhM&sig=H8ccG-pKodsicrcgxRPWwieqL0E&hl=es&sa=X&ei=HnVoVdaBPZadygSSpIGYBw&ved=0CEEQ6AEwBTgU#v=onepage&q&f=false

http://israelcuray1993.blogspot.com/2012/07/alimentacion-para-ganado-lechero.html

http://www.actualidadganadera.com/articulos/manejo-alimentacion-de-vacas-productoras-de-leche-sistema-intensivos-parte-dos.html

http://www.infocarne.com/bovino/necesidades_nutricionales_bovinos.htm

Stobbs, T. H. Milk production per cow and per hectare from tropical pastures. In: seminario internacional de ganadería tropical producción de forrajes, 1976, México. Memoria: México: Secretaria de agricultura y ganadería/banco de México s.a. (fire), 1976. P.129-146.

Ulrich, C.; Vera, R. R.; Weniger, J. H. Producción de leche con vacas de doble propósito en pasturas solas y asociadas con leguminosas. Pasturas tropicales, cali, v. 16, n. 3, p. 27-30. 1994.

Vilela, D. Efeito da suplementação com farelo de soja e milho desintegrado com palha e sabugo sobre o consumo e produção de leite, por vacas em pastagens de capim-gordura (m. Minutiflora). Viçosa: universidade federal de viçosa, 1978. 54p. Tese mestrado.

Vilela, D.; Alvim, M. J. Produção de leite em pastagem de cynodon dactylon, (l.) Pers., cv. "coast-cross". In: workshop sobre o potencial forrajero do gênero cynodon, 1996, juiz de fora. Anais... Juiz de fora: embrapa gado de leite, 1996. P.77-91.

Vilela, D.; Cóser, A. C.; Pires, M. F. A.; Maldonado, H. V.; Campos, O. F.; Lizieire, R. S.; Resende, J. C.; Martins, C. E. Comparação de um sistema de pastejo rotativo em alfalfa (*medicago sativa*, l.) Con un sistema de confinamiento para vacas de leite. Archivo latinoamericano de producción animal, santiago, v.2, n.1, p.69-84, 1994.

Vilela, D.; Ferreira, A. M. ; Sales, E. C. J. ; Resende, J. C. ; Verneque, R. S. ; efeito da suplementação concentrada no intervalo parto- primeiro cio detectado pelos métodos visual e da dosagem de progesterona em vacas holandesas manejadas em pastagem de Cynodon em lotação rotacionada. In: 41ª reunião anual da sociedade brasileira de zootecnia, campo grande, ms. Anais.campo grande, embrapa gado de corte, cd, nr 128, 2004.

Araúz, E. 2007. El estrés calórico y sus efectos negativos sobre la fisiología, metabolismo, reproducción y eficiencia de la producción en el ganado bovino. Revista Facultad de Ciencias Agropecuaria. Universidad de Chiriquía

Arias, A; Mader, T; Escobar, P. 2008. Factores climáticos que afectan el desempeño productivo del ganado bovino de carne y leche

Ávila Pires, M; Torres de Campo, A; Novares, L. 2002. Razas lecheras: ambiente y comportamiento animal en los trópicos. In Tecnologías para la producción de leche en los trópicos. Empresa Brasilera de Pesquisas Agropecuaria. (EMBRAPA gado de leite)
 Bavera, GA; Beguet, H. 2003. Termorregulación corporal y ambientación

Guerra, P; De Gracia, M; Quiel, R; De Gracia, M; del Cid, I. 2004. Tolerancia térmica de animales cebú y sus cruces en sistemas de ceba en pastoreo, en el bosque húmedo tropical. Revista Ciencia Agropecuaria

Davis, M; Mader, T; Holt, S; Parkhurst, A. 2003. Strategies to reduce feedlot cattle estress: Effects on tympanic temperature. J. Animal Scie

Martínez Marín, A. 2006. Efectos climáticos sobre la producción del vacuno lechero: estrés por calor. Revista Electrónica de Veterinaria REDVET.

Mújica, A. 2005. El estrés calórico. Efecto en las vacas lecheras. ITGG. NAVARRA AGRARIA

HAZARD, S. 2001. Alimentación de vacas lecheras. Argentina

HUTJENS, M. 2003. Guía de Alimentación. USA.

LAMMERS, B; HEINRICHS, A. y V. Ishler. 2002. Uso de ración total para vacas lecheras. Universidad de Pensilvania. Costa Rica.

MARTINEZ, A. y J. SÁNCHEZ. 2006. Alimentación y reproducción de vacas lecheras.

National Research Council. 2001. Nutrient Requirements of Diary Cattle. National Academy Press. Washington. USA

PAULINO, J. 2006. Alimentación de vaca lechera de alta producción.

Wheeler, B. 2011. Recomendaciones para la alimentación de la vaca lechera

BIBLIOGRAFIA UTIL PARA CONSULTAS.

Tablas de requerimientos. NRC, ARC, Sistema escandinavos, etc
Libro de Nutrición
Libros de Balance Alimentarios
Avance en la producción de leche y carne en el trópico americano
Dairy Feeding Recomendation Circular 1060.
Feeding the dairy herd. Universidad de Illinois. Folleto.

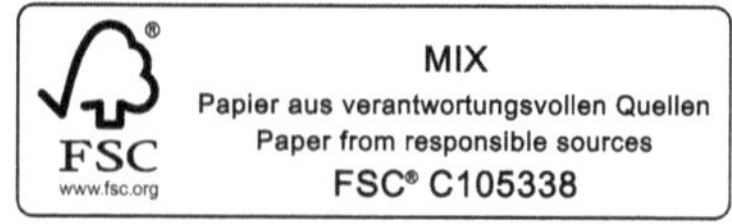

Printed by Books on Demand GmbH, Norderstedt / Germany